跟国医大师学养生系列

好皮肤养出来

国医大师禤国维教你
有效处理皮肤问题

主 编 李红毅 梁家芬

副主编 刘 炽 熊述清

编 委 （按姓氏笔画排序）
王家爵 刘 炽 李红毅 陈信生
林 颖 莫秀梅 党若楠 梁一飞
梁家芬 裴 悦 熊述清

人民卫生出版社
·北京·

图书在版编目（CIP）数据

好皮肤养出来：国医大师禤国维教你有效处理皮肤问题 / 李红毅，梁家芬主编 . — 北京：人民卫生出版社，2023.10

ISBN 978-7-117-35528-5

Ⅰ . ①好… Ⅱ . ①李… ②梁… Ⅲ . ①皮肤病 – 中医治疗法 Ⅳ . ①R275

中国国家版本馆 CIP 数据核字（2023）第 203727 号

人卫智网	**www.ipmph.com**	医学教育、学术、考试、健康，购书智慧智能综合服务平台
人卫官网	**www.pmph.com**	人卫官方资讯发布平台

好皮肤养出来：国医大师禤国维教你有效处理皮肤问题
Hao Pifu Yang Chulai: Guoyidashi Xuan Guowei
Jiaoni Youxiao Chuli Pifu Wenti

主　　编：李红毅　梁家芬
出版发行：人民卫生出版社（中继线 010-59780011）
地　　址：北京市朝阳区潘家园南里 19 号
邮　　编：100021
E - mail：pmph @ pmph.com
购书热线：010-59787592　010-59787584　010-65264830
印　　刷：廊坊一二〇六印刷厂
经　　销：新华书店
开　　本：710×1000　1/16　印张：13
字　　数：139 千字
版　　次：2023 年 10 月第 1 版
印　　次：2023 年 11 月第 1 次印刷
标准书号：ISBN 978-7-117-35528-5
定　　价：79.80 元

打击盗版举报电话：010-59787491　E-mail：WQ @ pmph.com
质量问题联系电话：010-59787234　E-mail：zhiliang @ pmph.com
数字融合服务电话：4001118166　E-mail：zengzhi @ pmph.com

序言

　　中医美容作为具有中医特色的美容方法，越来越受到大家的普遍关注和接受。肌肤之美更是美容的重中之重，如同人的着装直接影响人的美感，因此养肤、美肤具有重要的实践意义。中医美容以防病健身、延衰驻颜、维护人体形神俱美为目的，形神美指形体、容貌和生命之美。广义的美容包括颜面、须发、躯体、四肢及心灵等全身心的美化。中医美容强调天人合一、人体内外和谐健康的美，包括生理上的和谐健康，如脏腑功能正常，气血津液及经络功能和调，皮肤红润有弹性、毛发爪甲润泽，肌肉丰满，身躯挺拔、行动矫健，给人以外形上的美感；也包括心理上的和谐健康，精神愉快、思维敏捷、大度豁达，给人以气质上的美。中医美容还强调社会存在的完满度，只有社会适应上健康，才能善于与人交往，融入集体，幸福和美，功行圆满，从而维护心理健康。

禤国维先生（下文简称禤老），第二届国医大师，中国中医科学院学部委员，享受国务院政府特殊津贴专家，广州中医药大学首席教授，博士生导师。禤老幼承庭训，笃志中医，为中医而生，献计献策助推中医药事业；他理论功底深厚，学术视野开阔，学验精湛，屡起沉疴，被广大患者由衷地称赞为"皮肤圣手""和谐中国十佳健康卫士"。禤老高尚的医德赢得了社会的普遍赞誉，成为了卫生行业医德楷模，获得"当代大医精神代表""广东省白求恩式先进工作者"等称号。在学术上提倡"平调阴阳，治病之宗""解毒驱邪，以和为贵"等观点，重视养生护肤，无论是治病还是养生，禤老都力求达到和谐平衡的状态，常运用食疗、保健、养身等手段来补益脏腑、通调气血、综合调理，达到形体美和容貌美的和谐统一，其观念和方法值得向大众推广，使更多人获益。禤老的弟子及工作室成员在禤老养生护肤之道的启发下，百忙之中抽出宝贵时间将禤老对皮肤健康的认识整理汇编成书。纵观是书，以皮肤的基础知识开篇，让读者在理论上对皮肤的生理、病理有一定认识，继而从禤老的日常生活与工作中总结其养生护肤之道，最后从疾病方面通俗地阐述襟老的治肤之道。本书有预防保健的专业知识，也有常见皮肤病的通俗治法和建议，将情志调谐、劳逸结合、饮食起居、季节养肤、因人护肤等多方面融会于日常生活之中，简单易行，切实有效，值得推广。

相信本书的知识能为更多人带来健康有益的护肤方法，达到中医驻颜、美颜、留颜、益容的目的。

国医大师

2023 年 9 月

前言

　　皮肤是人体最大的器官并覆盖全身。皮肤位于人体的表面，是人体的天然外衣，尤其是颜面部、颈部及四肢暴露部位的皮肤能给人以最直观而深刻的印象，是影响审美的重要器官。健康的皮肤往往标志着人具有良好的生理功能、心理状态以及社会适应能力等。皮肤是人体与外界沟通的桥梁，也是保护所有器官、抵御外界伤害和刺激的忠诚卫士，更能与众多器官通力协作来维持人体的正常运转。皮肤健康是内心世界的镜子。俗话说，"笑口常开，青春常在""激愤催人衰老，微笑使人益寿"，皮肤的各种生理、病理变化常常受情绪的影响。人们通过面部表情肌的紧张度和皮肤血管的收缩与扩张来表达感情变化，形成喜、怒、哀、乐等特定的面容。所以不一定是外界原因，如长时间暴晒会对皮肤造成伤害，内心世界不健康同样会对皮肤造成影响。很多皮肤病对人的情绪和心理有显著的影响，例如皮肤病的瘙痒、疼痛等，会增加患者的精神痛苦，甚至引起睡眠障碍；某些皮肤疾病还会引起某些社会人群的误解，进一步加重了患者的心理压力，从而又影响皮肤的健康。护肤是一个长久的话题，但是很多人在护肤的时候没有把握好度，导致事与愿违，皮肤因过度保养而出现各种问题。大道至简才是护肤正道，正确的清洁、保湿、防晒，可以让人拥有健康又美丽的肌肤。衰老是任何生物生命过程中的必然规律，皮肤也会像身体的其他器官一样逐渐老化，功能减弱或丧失，产生各种病变等。随着年龄的增长，皮肤会变薄、含水量减少、弹性消退、萎缩、起皱。如何养护好皮肤、延缓皮肤衰老，最好的护肤之道又是什么，正确合理的饮食是什么样的以及常见的皮肤病如何处理等，本书将为广大读者一一解答。

本书在禤国维的弟子、禤国维国医大师工作室及岭南皮肤病流派工作室工作人员的共同整理下完成，以期为广大读者提供借鉴资料。

全书内容分上、中、下三篇，上篇是皮肤基础知识，中篇是禤老的护肤之道，下篇是禤老的治肤之道。其中上篇皮肤基础知识从皮肤是人体最大的器官，皮肤的屏障功能，皮肤的纹理、颜色，腺体，毛发，甲等方面叙述；中篇禤老的护肤之道从禤老追求和谐平衡的生活与工作的养生方式、饮食生活习惯、保健养肤与护肤等方面探讨皮肤的养护；下篇禤老的治肤之道从常见的皮肤病如黄褐斑、青春痘、脱发、湿疹皮炎等方面探讨治肤之道。适宜于广大读者参考和学习。

　　本书在编写的过程中，承蒙禤国维教授亲自指导并审定书稿，特此感谢。由于编者水平有限，书中难免有所不足，恳请各位读者批评和指正。

编者

2023 年 9 月于广州

目　录

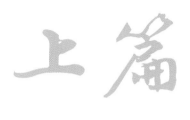

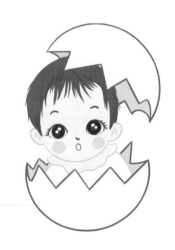

皮肤基础知识

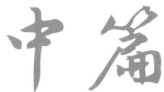

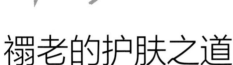

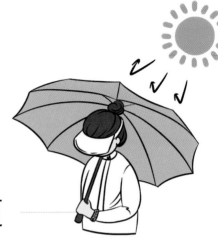

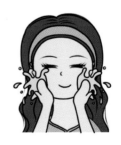

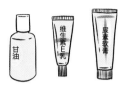

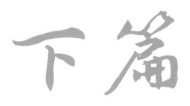

下篇

襁老的治肤之道

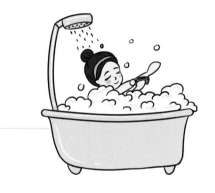

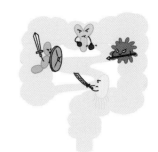

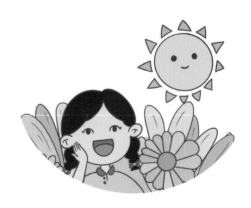

上篇

皮肤基础知识

一、皮肤是人体最大的器官

皮肤位于人体的表面，是人的天然外衣，尤其是颜面部、颈部及四肢暴露部位的皮肤能给人以直观而深刻的印象。健康的皮肤往往标志着人良好的生理功能、心理状态以及社会适应能力等，而面部皮肤更是人心理活动和情感交流的汇集点，也是美感效应的起点。皮肤疾病往往会破坏正常的皮肤功能、加速皮肤的老化、影响皮肤的美容，直接影响着人的"面子"。

皮肤是人体最大的器官并覆盖全身。正常成年人的皮肤面积约为 $1.6m^2$，虽然不同部位的皮肤厚度不一，去除皮下组织后，一般为 $0.5 \sim 4mm$，其中以眼睑、外阴处的皮肤最薄，以手掌、脚掌处的皮肤最厚。人的皮肤总重量约为 3kg，约占体重的 16%，占比远超约 1.4kg 的大脑、$1.2 \sim 2kg$ 的肝脏。皮肤表面柔软光滑，但如果用放大镜观察，可以发现其表面是由许多隆起的皮丘和凹陷的皮沟组成的，还有许多凹下去的小孔，即汗孔；长毛的开口即毛囊口，毛囊口内长有毫毛。

皮肤是人体与外界沟通的桥梁，也是抵御外界伤害和刺激以保护所有器官的忠诚卫士，更能与众多器官通力协作来维持人体的正常运转。如果你还认为它只是一层薄皮，对人体而言无足轻重，那就大错特错了。

　　皮肤由外及内可以分为三部分，分别是表皮、真皮和皮下组织，还包含了一些附属器，如毛发、皮脂腺、汗腺和甲等，其间亦分布着丰富的神经、血管、淋巴管和肌肉。表皮和真皮中间有一层薄薄的纤维，叫基底膜带，而在真皮之下是皮下组织，用来连接皮肤和皮下的肌肉、骨骼，血管和神经穿行其中（图 1-1）。

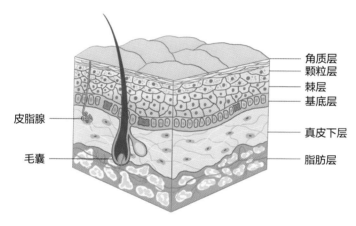

图 1-1　皮肤组织结构图

　　皮肤的每层结构都有不同的作用，表皮主要是将人的身体包裹得严严实实而形成皮肤屏障，真皮和皮下组织对维持皮肤的丰盈和弹性起着重要的作用，神经、血管等则起到了人体内外物质流通以及生物之间信号传导的作用。

1. 表皮

表皮相对较薄，是皮肤的最外层，整体的厚度为 0.06～0.2mm，主要由角质形成细胞、黑素细胞、朗格汉斯细胞等构成，其中角质形成细胞是最主要的构成细胞，占表皮细胞的 80% 以上。表皮由内到外又可分为 5 层：基底层、棘层、颗粒层、透明层、角质层。基底层的基底细胞会不断发生细胞分裂，即 1 个细胞分裂为 2 个，2个细胞分裂为 4 个，以此类推，不断产生新的细胞。这些细胞的形状会发生变化，逐渐成熟后向皮肤的表面推移，由棘层逐渐到达角质层，随后死亡脱落，基底细胞从产生到逐渐移行至角质层即完成了一个生命周期（图 1-2）。角质层是表皮的最外层，直接与外界接触，主要是由死亡的角质形成细胞组成。角质层形成后，不久就会变成皮屑脱落，位于基底层的基底细胞又会被逐渐推移上来，形成新的角质层，周而复始。在迁移分化过程中，细胞内逐渐形成具有保护作用的角蛋白。

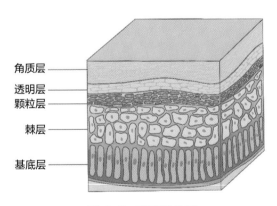

图 1-2　表皮结构图

角质层内含有丰富的角蛋白，对外界各种刺激有较强的抵抗力，是防止外界物质进入人体和防止体内水分丢失的主要屏障。如果皮肤不慎受损，各种病菌就会乘虚而入。根据受损皮肤的面积和部位不同，影响也会不同。若不小心刮伤了皮肤，或被昆虫叮咬后没有及时处理，很容易导致皮肤伤口的感染，产生一系列病症，如皮肤组织感染、蜂窝织炎等。另外，皮肤上有许多神经末梢，能感受到冷热、压力、震动和组织损伤（痛觉）等。这些感知对人体的自我保护非常重要。如果缺乏了皮肤的感知功能，后果将非常严重。例如有一种罕见病叫遗传性感觉和自主神经病Ⅳ型（又称先天性无痛无汗症），得了这种病的人没有痛觉，在生活中很容易受到伤害而自己浑然不知。比如有这种病的婴儿会在长牙时毫不在意地就把自己的手指给咬破甚至咬掉了，也可能在被严重烫伤时没有任何反应！

2. 真皮

真皮位于表皮和脂肪层之间，组织学上是由中胚层分化而来的，由外向内又可分为乳头层和网状层。乳头层向上凸起的乳头状隆起与向下延伸的表皮突交错相连，内含小血管及毛细淋巴管，还有游离的神经末梢及神经小体；网状层位于乳头层下方，含有丰富的血管、淋巴管及神经。

真皮主要由纤维、基质和细胞成分组成，以胶原蛋白等纤维状蛋白质成分为主，厚度为 1～4mm（图1-3）。真皮内含有能产生胶原蛋白的成纤维细胞、参与炎症反应与免疫反应的肥大细胞等多种细胞，亦存在丰富的血管。表皮所需的营养，均由真皮来供给。

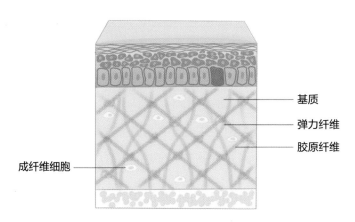

图1-3　真皮结构图

（1）胶原纤维、网状纤维、弹力纤维：胶原纤维在真皮组织中的含量是最丰富的，一般由直径为 70～140nm 的胶原纤维聚合而成，主要为Ⅰ型胶原蛋白，少数为Ⅲ型胶原蛋白，其韧性大、抗拉力强，但缺乏弹性。网状纤维由直径 40～60nm 的网状原纤维聚合而成，主要成分是Ⅲ型胶原。弹力纤维，顾名思义，就是具有弹性的纤维成分，就像弹力绷带一样，使皮肤具有弹性，拉长后可恢复原状。

（2）基质：基质的主要成分是蛋白多糖，是一种无定形物质，由成纤维细胞产生，填充于纤维和细胞之间。主要化学成分为蛋白多糖、水、电解质等。透明质酸是人体组织中保持水分最重要的物质，它是一种酸性黏多糖类高分子化合物，广泛存在于人和动物的结缔组织、玻璃体、细胞间质、关节滑膜液、角膜中，但有一半以上是在皮肤中，发挥强大的吸水保湿、促进伤口修复和愈合的作用，还具有防晒及晒后修复的作用。

（3）细胞：真皮结缔组织中主要有成纤维细胞、肥大细胞、巨噬细胞、朗格汉斯细胞和淋巴细胞等。成纤维细胞作为皮肤组织中的常驻细胞，能够产生多种纤维和基质，与皮肤结构重建、细胞外基质代谢等功能密切相关，肥大细胞主要参与人体的变态反应，而巨噬细胞、朗格汉斯细胞和淋巴细胞主要参与机体的免疫反应。

3. 皮下组织

为表皮的最下面一层，位于真皮的下方，由疏松结缔组织和脂肪小叶组成，又称为皮下脂肪层，其最主要的作用是缓冲机械冲击、保护内脏以及保温。

相信经过以上的介绍，大家对皮肤会有一个全新的认识。人在生活的方方面面都离不开皮肤，与外界的每一次接触，都有皮肤的直接参与。同样，如果皮肤出现了问题，如损伤、瘙痒、疼痛，让人不再美丽，那人往往会束手无策。因此，作为人体最大的器官，皮肤所扮演的角色绝对不仅仅是在面子工程上！

二、
皮肤屏障——
人体的第一道防线

皮肤屏障，可以指广义的全层皮肤屏障，也可以指狭义的皮肤屏障，即保护皮肤的屏障，严格来说是指皮肤表面的一层水脂膜结构。皮肤的屏障功能具有双向性，一方面保护体内各器官和组织免受外界有害因素损伤，另一方面可以防止体内水分、电解质及营养物质丢失，属于广义屏障作用，对于皮肤的正常功能具有重要意义，可以维持皮肤的各种功能，如吸收、感觉、分泌和排泄、体温调节、物理代谢、免疫等。

皮肤的广义屏障与狭义屏障是有差别的，广义的皮肤屏障主要包括以下几个方面。

1. 机械性损伤的防护

皮肤对摩擦、挤压、牵拉以及碰撞等机械性损伤有较好的防护作用。在经常受摩擦和压迫的部位，你会发现角质层明显增厚，可以更好地对抗机械性损伤。真皮内的胶原纤维、弹力纤维等交织成网状，使皮肤具有一定的弹性和伸展性；皮下脂肪层对外力具有软垫缓冲作用，协同使皮肤和深部器官具有一定的对抗外界损伤的能力。

2. 物理性损伤的防护

皮肤角质层含水量少、电阻大，对低电压、低电流有一定的阻抗能力。皮肤对光线有反射和吸收作用，角质层可将大量日光反射回去，也可吸收大量的短波紫外线，棘层和基底层则吸收长波紫外线，其中黑素细胞对紫外线的吸收作用最强，因此皮肤对紫外线具有较强的防护能力。

3. 化学性刺激的防护

正常皮肤表面的 pH 一般在 5.5 ～ 7.0，呈弱酸性，这种弱酸性的特点使它能对弱碱性的物质起到一定的缓冲作用，同时也可以对 pH 为 4.2 ～ 6.0 的酸性物质起到一定的缓冲作用，避免化学性刺激。角质层中的皮脂膜、丰富的胞质角蛋白及细胞间的酸性糖胺聚糖在此过程中发挥着至关重要的作用。表皮是防止外来化学物质进入体内的第一道防线，当皮肤受到损伤时，皮肤屏障功能减弱或消失，对外用药物的吸收加强，严重者可引起药物中毒。

4. 对微生物的防御作用

排列致密的角质细胞以及表皮内角质形成细胞间相互镶嵌排列的桥结构，能直接防御细菌、病毒、真菌等微生物的侵入；角质层含水量较少，皮肤表面呈弱酸性且定期更新脱落，使它能抑制细菌等微生物滋生，对皮肤亦有一定的自我净化作用。

5. 防止营养物质的丢失

皮肤的角质层具有半透膜性质，可防止体内营养物质、电解质的丢失，皮肤表面的皮脂膜也可大大减少水分的丢失。一般情况下，成人经皮肤丢失的水分每天为 240～480ml，但如果没有角质层，每天通过皮肤丢失的水分将增加 10 倍以上。

6. 免疫作用

皮肤发挥着机体与外界环境之间的沟通作用，许多外来抗原通过皮肤进入机体，并首先在皮肤上发生免疫反应。皮肤里的许多细胞参与到免疫反应中，如朗格汉斯细胞、淋巴细胞（主要为 T 细胞、B 细胞）、肥大细胞、巨噬细胞等。皮肤为免疫细胞的分化、成熟提供了良好的微环境，并对免疫反应起调节作用。皮肤免疫系统在保护机体对外来损伤产生适度反应的同时，亦对自身的突变细胞进行免疫监视，防止癌变的发生，攘外安内，维护机体的稳态平衡。

通常所说的皮肤屏障（即狭义的皮肤屏障），主要指皮肤角质层结构，但仅仅靠角质层死亡的角质形成细胞和脂质类物质，是如何完成如此重要的屏障任务的呢？这就必须要谈谈角质层的特殊结构。角质层中的角质形成细胞与结构性脂质构成了有名的"砖和泥浆结构"/"砖墙结构"，更形象一点说，角质层的结构类似于钢筋混凝土结构。角质细胞是其中的砖块，而脂质就是砖块之间的泥浆，神经酰胺、胆固醇、游离脂肪酸等物质则以最佳比例填充细胞间质起润滑作用，通过这种结构可以无比牢固地保护皮肤免受外界有害物质入侵，同时也避免内里"居民"——水分和营养物质流失（图 1-4）。

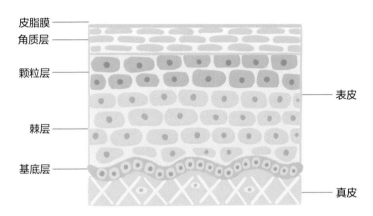

图 1-4　角质层的"砖墙结构"

皮肤屏障的完整与健康对于皮肤的健康、美丽起着决定性的作用。一个正常的角质形成细胞从基底层到达皮肤表面（即角质层）的时间就是皮肤科医生通常说的"表皮通过时间／表皮更新时间"，这个表皮通过时间对正常皮肤而言一般为 28 天。有了坚固的城墙，皮肤大部分情况下都会处于保护之中，可一旦屏障受损，皮肤对外界刺激比较敏感，很容易出现问题，诸如皮肤干燥粗糙、极易泛红、瘙痒不适、很难吸收护肤物质等，更糟糕的是出现皮肤疾病，如湿疹、皮炎、银屑病、脂溢性皮炎、色素增加性疾病（诸如黄褐斑、雀斑、黑变病）、瘙痒症等，这也就表明皮肤屏障可能受损了！皮肤屏障一旦受损，就会使得皮肤自身防御能力不足，一系列问题将相伴而来，严重影响人的皮肤健康。

　　皮肤屏障受多种因素影响，比如年龄、性别、激素水平波动以及外界的温度、湿度、紫外线、外用药物或各种外用护肤品等，还有很多内外因素是人无法控制的，比如一年四季的风吹日晒、气温变化等。现代人由于生活、工作压力大，且时有饮食不洁、生活节奏紊乱等现象，加之环境质量整体下滑，皮肤正常的屏障功能经受着更大的挑战。同时，在皮肤的日常护理过程中，人们常常会用到各种清洁类护肤品或药品，由于自身认知的局限性，或者无良商家为了追求效益，在其中添加大量激素、防腐剂和重金属等成分，一定程度上加剧了对角质层的破坏。

三、

皮肤纹理和褶皱的那些事儿

人的皮肤纹理称皮纹，是指人体体表各部位皮肤由表皮真皮层隆起的嵴纹及凹陷的皮沟所构成的纹理。由于迄今为止，人体其他部位的皮肤纹理（如额纹、耳纹、唇纹、体纹等）被研究得甚少，或者还是空白领域。因此，目前所谓的皮纹主要包括指（趾）、掌，以及与其关系密切的指（趾）掌面的屈肌褶纹、指（趾）节纹和各种屈肌纹。

皮纹是由真皮乳头向表皮突出形成许多排列整齐、平行的乳头线——嵴纹和嵴纹之间的皮沟组成的。因此，真皮是皮肤柔软光泽的关键，也是皱纹的发源地。

随着年龄的增长，或长期的日光照射，胶原纤维和弹力纤维会发生变性、断裂和减少，导致皮肤松弛，产生皱纹；再加上紫外线照射可加速皮肤细胞分裂和基底细胞增殖，使棘层肥厚，真皮内胶原纤维数量减少，胶原纤维和弹力纤维变性、破坏、离解等，可出现皮肤松弛、皱纹加深、皮肤增厚粗糙似皮革状，伴色素沉着，严重影响容貌（图1-5）。

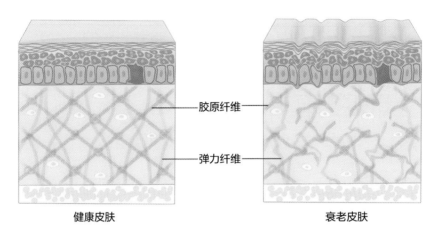

胶原纤维————

弹力纤维————

　　健康皮肤　　　　　　　　　　　　　　　　　　衰老皮肤

图1-5　皮肤老化示意图（胶原纤维和弹力纤维变性、断裂）

　　在腋窝、臀部、腹股沟和乳房下，以及部分肥胖人士的腹部、背部等部位的皮肤，由于接触面的变化，会有很多的身体褶皱。由于褶皱部位皮肤间的紧密接触，使得空气很难进入，这些部位的皮肤像被蒙上了一层塑料膜，皮肤内的水分就在里面不断蒸发、积聚，如同穿了纸尿裤的小孩屁股，从而导致皮肤保护屏障出现软化。更糟糕的是，褶皱的内部长期无法与外界的空气接触而缺氧，汗水容易积聚在此。这些部位温暖潮湿，还有充足的养料（诸如脱落的细胞），是细菌、真菌和病原体生长繁殖的天堂。除此之外，褶皱部位的皮肤挤在一起易发生摩擦，有时还会造成轻微红肿破皮，因此，褶皱是很多病原体、细菌与真菌的"温床"。显然，肥胖人群皮肤褶皱更深且皮肤摩擦面更大，更易产生大量汗液，早已脆弱的保护屏障更容易发生机械性磨损，继而出现皮肤刺激与感染问题。

四、
皮肤颜色——
世界因你而不同

众所周知，目前世界上的人种主要有 3 类：肤色较浅的欧罗巴人种（又称白色人种），主要分布在欧洲、美洲、大洋洲；肤色为黄色或黄褐色，头发为黑直的蒙古人种（又称黄色人种），主要分布在东亚地区；肤色为黑色、头发卷曲的尼格罗人种（又称黑色人种），主要分布在非洲及大洋洲和美洲等地。肤色是基因决定的，一出生就无法改变了，也无须改变，因为世界上所有的人种都是平等的，没有优劣之分，由此构成了多彩的世界。然而皮肤的颜色是否也是一成不变的？为什么同是黄皮肤、黑眼睛的中国人，有的人皮肤白皙，有的人皮肤黝黑呢？

人类皮肤有红、黄、黑、白、棕、蓝 6 种不同的颜色，主要是由皮肤内不同部位的黑素细胞的数量和分布、皮肤血液循环状况和皮肤表面光线反射等因素决定的，因人种、年龄及部位而有差异。同时，人生的不同时期、所处的环境及进食的食物和服用的药物等对皮肤颜色也有一定的影响。黄色人种的皮肤黑色素主要位于表皮基底层黑素细胞内；黑种人的黑素颗粒较多，且棘层及颗粒层均有，而白色人种与黄色人种的黑素颗粒分布是一样的，但黑素颗粒的数量要少（图 1-6）。

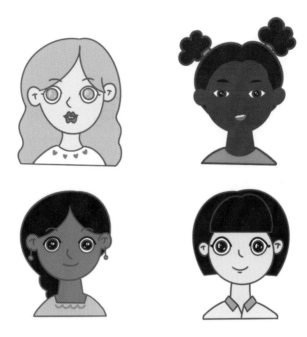

图1-6　不同肤色的人群

　　黑素颗粒是决定人体皮肤颜色的主要因素，它是由黑素细胞中的酪氨酸酶将酪氨酸转化而来的，因此黑素颗粒的多少取决于黑素细胞的数量、功能等因素。它们的大小和它们在黑素细胞与角质形成细胞内存储的多少，决定了人的肤色。每个人的皮肤里都有黑素细胞，黑素细胞产生的黑素颗粒虽然会让皮肤变黑，却能吸收紫外线以使皮肤免受伤害。然而是不是黑素细胞越多，肤色就越黑呢？人体内黑素细胞的数量与部位、年龄、肤色、人种、性别等无关，也就是说差不多年纪的黑色人种、白色人种、黄色人种，其实体内黑素细胞的数量没有多大差别。黑素细胞合成黑素颗粒的过程繁杂，需要一系列酶的参与，其中一个最关键的酶是酪氨酸酶。在酪氨酸酶的参与下，黑素细胞才能源源不断地向角质层产生和输送黑素颗粒，并最终决定着皮肤的颜色。

另一个影响皮肤颜色的是皮肤的血液循环状况，皮肤血管内的血红蛋白含量越高，携氧量越多，皮肤外观就越红润，反之（如贫血、营养不良等）则皮肤晦暗、苍白。某些内分泌因素如妊娠期的雌激素、甲状腺疾病会促进黑素细胞激素分泌增加，导致黑素颗粒合成增多而皮肤颜色加深。当然，年龄对于肤色的影响也是不容忽视的，随着年龄的增长，皮肤和毛囊内的黑素细胞的活性逐渐下降，在非曝光部位，皮肤内的黑素细胞每年大约降低 10%。另外，皮肤创伤与炎症反应亦可使促使黑素颗粒合成增多而出现皮肤色素沉着。

肤色黑也有好处，黑素颗粒有皮肤卫兵之称，它对人体的作用是无可替代的。黑素颗粒能够遮挡和反射紫外线，防止因太阳光对人体皮肤的辐射导致细胞染色体受损，也可以保护真皮和皮下组织。黑素颗粒可通过吸收和散射紫外线辐射减弱其穿透性和影响，亦能够清除氧自由基，氧自由基会导致细胞内 DNA 损伤和破坏皮肤的修复能力，甚至可以引起皮肤癌。

综上所述，作为自体遮阳伞，深色皮肤要比浅色皮肤更能抵御紫外线的长期破坏作用，可以保护皮肤。

五、
腺体与分泌物——
人的体香是怎样的

皮肤上比较重要的腺体主要是汗腺和皮脂腺，均具有分泌和排泄功能，汗腺与人的汗液有关，皮脂腺决定着皮脂的分泌。

汗腺分为外分泌腺（小汗腺）和顶泌汗腺（大汗腺）2种。小汗腺即通常所说的汗腺，位于皮下组织的真皮网状层（图1-7）。除唇部、龟头、包皮内面和阴蒂外，全身均有广泛分布，而以掌、跖、腋窝、腹股沟等处较多。汗腺可以分泌汗液，调节体温。大汗腺主要位于腋窝、乳晕、脐窝、肛周和外生殖器等部位，青春期后分泌旺盛，其分泌物经细菌分解后产生特殊臭味，是臭汗症的原因

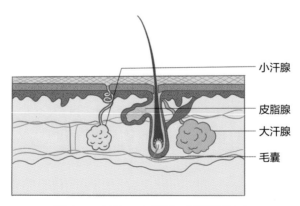

小汗腺

皮脂腺

大汗腺

毛囊

图1-7　汗腺、皮脂腺、毛囊结构图

之一（图 1-8）。皮肤表面的细菌在体味的产生过程中起着非常重要的作用，事实上，~~如果没有细菌，人的鼻子是闻不出人体分泌汗液的气味的。~~

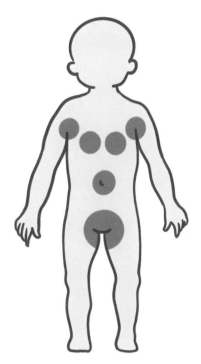

图 1-8　大汗腺分布图

汗液是不透明的液体，一般情况下是低渗性和酸性的，大量出汗时 pH 可达 7.0。汗液的成分中 99% 以上都是水，含有少量的无机盐与有机物质，无机盐以氯化钠为主，此外还有钙、镁、磷、锌和钾等，有机物质中一半为尿素，还有乳酸、肌酐、尿酸、多种氨基酸等，这与肾的部分排泄产物相似。因此，~~汗腺可替代肾的部分功能。~~

在室温条件下，只有少数汗腺处于分泌状态，当皮肤温度升高后参与活动的小汗腺数目增多，分泌量也随之增多。大汗腺的分泌受肾上腺能神经支配，开口于毛囊或偶见于毛囊旁侧，从分泌细胞的远端部分分泌，与汗液一起排出（图1-9）。大汗腺功能在青春期才发育完善。某些人顶泌汗腺可分泌一些有色物质，呈黄色、绿色、红色或黑色，可使顶泌汗腺处的皮肤甚至衣服变色，临床上称为色汗症。顶泌汗腺的分泌和排泄，于情绪冲动时有所增加，肾上腺素类药物能刺激其分泌。

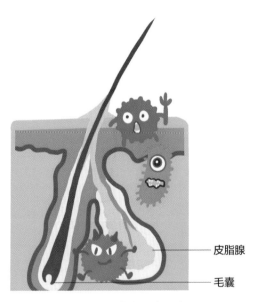

皮脂腺

毛囊

图1-9　皮脂阻塞毛囊

人是恒温动物，当体温或者室温升高时，汗腺的分泌会增加，排汗增多，从而散发一定的热量，达到维持人体正常体温的作用。汗液呈弱酸性，排出后使皮肤表面呈酸性可抑制细菌的生长。

皮脂腺是存在于皮肤中的一种腺体，除掌跖以外几乎遍布全身。一个皮脂腺有几个小叶，由富有血管的薄层间质包绕。小叶的导管常开口于毛囊漏斗部的下端，主要功能是分泌皮脂。皮脂腺中无神经末梢，其分泌不受神经支配而直接受内分泌系统的调控。皮脂腺除掌跖以外几乎遍布全身，起润泽皮肤、毛发的作用，可使毛发柔软光亮、皮肤不干燥，又有保温、防止水分蒸发、防止水和水溶性物质侵入以及抑制某些微生物的功能，如果皮脂分泌过多，阻塞了毛囊孔，便会产生粉刺。例如面部、头部、胸背部都是皮脂腺分布密集的部位，又称皮脂溢出部位。这些地方较身体其他部位会分泌更多皮脂，这也是为什么人有时候看起来会"油光满面"。

六、

毛发——
皮肤对外界刺激的缓冲器

毛发是哺乳动物的特征之一，哺乳动物的毛发的主要作用是保持身体热量，它可随气候和季节的变化脱落或再生。毛发是皮肤抵御外界伤害的缓冲器，增强了皮肤的屏障能力，保护人体免受极端气温的伤害并能提前感知环境变迁。

哺乳动物的毛发和鸟类的羽毛组织起源相同，功能相似。它们具有调节体温、感触与保护、社交及吸引配偶等功能，而鸟类羽毛还有助于飞翔。

毛发是人体重要的附属器，全身除掌跖、指趾末节腹侧、唇部、乳头、龟头等部位外，几乎都有毛发。人类有 400 万～500 万个毛囊，其中约 100 万个在头部，约 10 万个在头皮部（图 1-10）。1 000 万年前，猿人全身都是毛，但人类的祖先由森林迁移至平原，开始吃熟食，身体上的毛发开始变得少而短。人类的毛发没有完全退化，身体不同部位还保留着不同类型的毛发，如头发、眉毛、睫毛、阴毛、腋毛和汗毛等；人还保留了须毛。

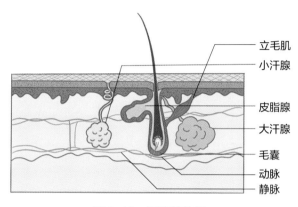

立毛肌
小汗腺
皮脂腺
大汗腺
毛囊
动脉
静脉

图 1-10　毛囊结构图

　　毛发本身不是器官，因而不含有神经、血管或细胞。作为皮肤应对外界刺激的缓冲器，它起到了机械性保护作用，例如眉毛可防止淌下的汗水流入眼睛，鼻毛能阻止灰尘进入呼吸道，腋毛能减少局部摩擦，头发可防止阳光中紫外线的直接照射和阻挡寒冷的侵袭，可保护头皮免受外界因素的伤害。

七、
甲——常常与皮肤病同在

甲，是人指（趾）端背面扁平的甲状结构，属于结缔组织。为爪的变形，又称扁爪，其主要成分是角蛋白。

指甲在一定程度上反映了全身的健康状况。健康的指甲是粉红色的，有充足的血液供应。指甲的变化或异常，如指甲断裂、剥离和变色、指甲软化、指甲白、指甲周围炎等，往往是营养缺乏或由其他潜在疾病造成的。注意掌握容易出现在指甲上的横向条纹、垂直条纹等情况，可以帮助预判身体的最近状态。

如果指甲颜色发白，这就表明血液中的血色素较少，可能有贫血的嫌疑。相反地，指甲颜色如果是暗红色或偏黑色，就表示血流不畅。如果指甲颜色偏红，则可能是有红细胞增多症。

除了颜色改变，指甲上有时还会出现令人担忧的横纹和竖纹。竖纹通常是因为指甲老化而产生的，所以不必过分担心。但是，不健康的饮食习惯导致营养不良和疾病时指甲也会出现竖纹。需要注意的是，有些外伤会导致横纹或竖纹的出现，一些维生素、微量元素的缺乏导致指甲营养不良时，也可能出现竖纹，这类竖纹比较粗糙，指甲也相对较脆，更易断裂。如果出现下凹的横纹就要注意了，出现这种横纹可能是营养不良，如体内缺少了锌、铁等微量元素，也可能是患有天疱疮、猩红热等疾病（图 1-11）。

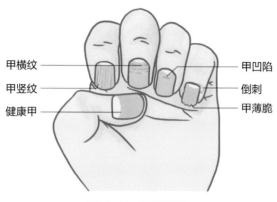

甲横纹
甲竖纹
健康甲
甲凹陷
倒刺
甲薄脆

图 1-11　甲面异常

指甲易断裂、甲脱落、匙形甲等是在向身体发出警告。患有贫血的人，由于血液传送给指甲的营养不足，所以指甲容易断裂。身体虚寒的人指尖处血液循环不畅，指甲会变得脆弱，这是贫血患者常见的症状。一些工作中经常使用清洁剂或双手经常接触水的人，指甲会很干燥。另外，经常使用洗甲水也会让指甲变得干燥，可以用护手霜或甘油来保湿。

如果放任指甲脆弱的状况发展，指甲会像勺子一样弯曲，变成"匙形甲"，这是指甲血液流通不畅而向身体发出的警告。

中篇

褪老的护肤之道

一、
追求和谐平衡

国医大师禤国维教授非常重视通过养生来护肤。无论是治病还是养生，禤老都追求达到和谐平衡的状态，中医养生的目的就是为了维持人体的和谐平衡状态（图 2-1～图 2-3）。这个和谐与平衡包含了几对关系。

1. "形神合一"

即人体自身形与神的和谐。中医养生注重的是身心两方面，不但注意有形身体的锻炼保养，更注意心灵的修炼调养，身体会影响心理，心理也会影响身体，两者是一体的两面，缺一不可。禤老认为养生即保养生命之意，是人们通过各种手段去保护、滋养自己的身体和心灵，从而达到身体功能相对健康、心理平和充实的状态。

2. "天人合一"

中医养生是围绕天人相应、整体观开展的，强调整体和谐适度，人与人之间、人与社会之间、人与自然之间都要和谐适度。中医天人合一的养生观认为，天地是个大宇宙，人的身体是个小宇宙，天人是相通的，人无时无刻不受天地的影响，就像鱼在水中，水的变化一定会影响到鱼。所以中医养生强调天人一体，养生的方

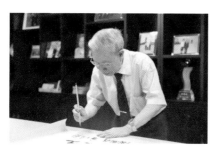

图2-1　褟老专心写字

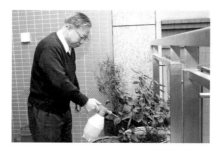

图2-2　褟老闲暇时养花

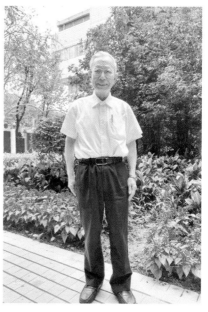

图2-3　精神矍铄的褟老

法应随着四时的气候变化、寒热温凉，适当地调整。根据每个人具体的情况，采用适宜的方法，综合辨证施养，才能保证人体阴阳平和、气血和调，方可健康长寿。

3. "动态平衡"

褟老常说，"生命是动态的过程，健康是动态稳定的生命状态。"中医最大的特点，就是把人体看成是一个动态平衡的系统来研究。这是中医和其他医学（诸如蒙医、藏医等），特别是西医最大的不同。凡是能够在这个世界上存在一段时间的事物，都必须能够在一定范围内维持自身的稳定。能够维持自我稳定，说明系统内部有自我调节的机制。人体就是这样一个动态平衡系统。因此，要调节人体，必须按照动态平衡系统的规律来进行，而不能用简单的、直线的、静止的思维来处理。

《黄帝内经》上说："久卧伤气""久坐伤肉"……要保持健康，必须做到有张有弛、劳逸结合、动静平衡。生命在于平衡，失衡就会生病。中医养生恰当者大部分能延年益寿。以传统中医理论为指导，遵循阴阳五行、生、长、化、收、藏之变化规律，未病先防、未老先养，天人相应、形神兼备，调整阴阳、补偏救弊，动静有常、和谐适度，对人体进行科学调养，颐养生命，增强体质，预防疾病，保持生命健康活力，每个人都可达到强身健体、延缓衰老的目的（图 2-1～图 2-3）。

二、
做情绪的主人

褶老虽年逾八十，却红光满面、精神抖擞，总是以饱满的精神状态接待门诊的每一位病患。很多患者看到褶老皮肤白皙，很少有老年斑、色斑，也常常向褶老请教如何保养皮肤。褶老总是笑笑回答，保持好心情胜过一切。

七情，即喜、怒、忧、思、悲、恐、惊，也就是七种情绪（图2-4）。平时人常说：乐坏了、气死了、吓尿了，这些随意的口头禅说的正是七情对身体的伤害。早在《黄帝内经》中，就有关于七情与五脏之间关系的详细论述：喜伤心、怒伤肝、忧伤肺、思伤脾、恐伤肾。七情为人之常态，然而七情过度则会伤及内脏。中医认为，突然、强烈或长期持久的情志刺激，会使人体气机紊乱、脏腑阴阳气血失调，导致疾病的发生，称为七情内伤。

大家都知道《范进中举》的故事（图2-5），30多年科举屡试不中，老是被人瞧不

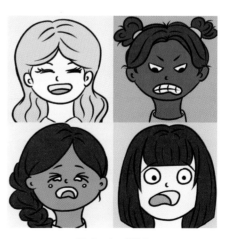

图2-4 情绪

起，终于考上举人，一下子喜不自胜，却疯了！这便是"喜伤心"的例子。还有《红楼梦》中的林黛玉（图2-6），最后死于肺结核，这个病民间叫痨病，多见于虚劳过度、营养不良的穷苦百姓，可是林妹妹生在大户人家，生活条件优裕，怎么也会得这病？林黛玉的特点：两弯似蹙非蹙罥烟眉，总是眉头紧锁、多愁善感？其实真正的病因，盖因她多愁善感的性格，从而"忧伤肺"。

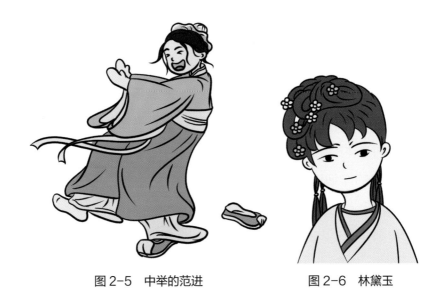

图2-5　中举的范进　　　　　图2-6　林黛玉

　　古人把积精全神看成是养生大法。认为暴喜暴怒势必精气竭绝、形体毁损，只有精神极欲静的人才能长寿。现代医学研究显示，神经系统的活动与生命衰老关系密切。长寿老人通常是笑口常开的。他们性情温和，很少发脾气，心直口快，心胸开阔，不因小事惆怅烦闷。为此，要想长寿，必须热爱生活，时时处处培养乐观主义精神（图2-7）。

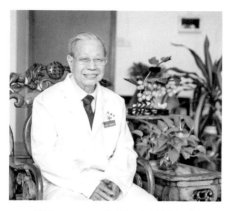

图 2-7　86 岁的褯老精神饱满

　　明代哲学家王阳明曾经在《传习录》中讲了两个故事。第一个故事是有一个人得了眼病，每天都担心得不得了，王阳明对他说："尔乃贵目贱心。"因为眼睛上的疾病而忽视了自己的内心，实属划不来。第二个故事是王阳明的弟子陈九川卧病在床，王阳明问他："生病这件事，想要正确面对它很难，你认为呢？"陈九川回答："这个功夫确实很难。"王阳明说："常快活，便是功夫。"保持良好的心态，是获得幸福感的基础。积极的心态不只是改善人一时的感受，更是追求健康的秘诀。

　　1990 年的一个夜晚，时任副院长的褯老在医院总值班，在医院走廊遭遇几名盗窃的歹徒。搏斗中，歹徒用羊角锤狠狠地敲击他的头顶，一连十几下，造成他颅骨广泛性、粉碎性骨折，脑挫伤，脑内血肿……昏迷了 7 天的褯国维醒来后开口的第一句话竟然是："今晚夜诊，我去不了，快去停号（停止挂号）……"一直在身旁照顾他的妻子虽然早已习惯了丈夫以患者为重的思维模式，但还是震惊了——生命危在旦夕，你怎么只想着患者？哪怕十余年后，她依然感慨地说："我现在也还是不理解……"正因为这次的夺命之灾，褚老头上少了一块头骨，工作时间稍长就会头晕。上了年纪后，又增添了颈椎病、糖尿病。每次颈椎病发作，痛得他晚上辗转反侧睡不着，但第二天仍然照常上班看诊。"有时候我也想放弃啊，但是既然自己选择了这一行，就要坚持走下去。现在你看，坚持下去颈椎病也好了。"褚老总是这么乐观！

保持良好的心态，不被情绪左右，做情绪的主人，学会控制自己的负面情绪才是关键。这确实不是一件简单的事情，不光需要岁月的沉淀，更需要自身的修行。

三、
晨起一杯水，睡前半杯水

　　水是生命的源泉，它是维持机体正常新陈代谢的重要物质，也能够滋润皮肤。都说要多喝水，然而究竟喝多少才算合适，是不是越多越好呢？《中国居民膳食指南（2022）》中明确指出要足量饮水（图2-8），以下两点供大家参考。

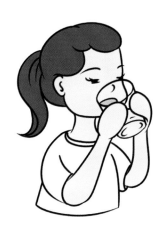

图 2-8　喝水

　　一是在温暖的气候条件下，低身体活动水平成年男性每天水的适宜摄入量为1 700ml，女性每天水的适宜摄入量为1 500ml。值得注意的是，这里的摄入量指的是足量，而不是大量或者过量，而且男女各有明确的适宜摄入量。

二是应主动喝水、少量多次。喝水可以在一天的任意时间，建议饮水的适宜温度在 10 ~ 40℃。言下之意，<u>不要等感觉到口渴才喝水，也不要一次饮水过多。</u>

禤老认为一个人正常情况下饮水，如果身体功能正常，水分是可以通过汗液或者尿液排出体外的。但是不建议在短时间内大量饮水，否则肾脏会来不及排出，导致多余的水大量进入细胞，造成低钠血症，甚至可能出现水中毒。因此，禤老提倡的多喝水是少量多次以及在需要的时候补充更合适（图 2-9）。当然，也要因个人情况有所调整，例如夏季运动后出汗较多，就需要补充更多的水。

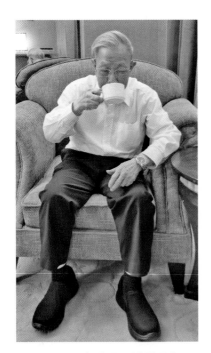

图 2-9　禤老平日注重喝水

另外，很多人都希望自己的皮肤光滑水嫩，那么多饮水对皮肤有无益处呢？含水量为 10% ~ 20% 的皮肤柔润、光滑、富有弹性。皮肤含水量若低于 10%，皮肤会出现代谢失常、废物毒素堆积，表现为皮肤干燥、脱皮、皲裂等。高温或者紫外线强烈的时候，皮肤中的水分蒸发速度会更快，皮肤很容易缺水干燥。

由此可见，每天补充足量的水分对于皮肤的补水是有一定帮助的。例如，多喝水对消化系统有益，可减少便秘的发生，从而减少痤疮及面部色斑的产生。水可以调节体温，保持皮肤弹性，只有皮肤含有足够的水分且在适宜的温度下，皮肤中的脂肪颗粒才能充分显示其弹性功能，使人体的皮肤丰润光泽。皮肤还参与水和电解质的代谢，帮助人体排出代谢废物，维持水分、渗透压和酸碱平衡，这些功能的稳定都能够帮助皮肤保持更好的状态。此外，心情好颜面气色自然也会好起来。

褚老一般不喝酒，也不讲究喝茶，但是比较注意喝水，他一直坚持"早一杯、晚半杯"。一般早晨起来先喝一杯温水，然后活动舒展一下才去吃早餐，可促进胃肠蠕动，增强消化功能。平日出门诊时有空就喝两口水，不是等到感觉口渴了再喝，口渴时提示身体已经明显缺水了。晚上睡前也喜欢喝半杯水润一润，以补充睡觉中会丢失的水分，防止血液中水分不足，但不宜多喝，以免睡觉时多次起床小便而影响睡眠。

对于饮水，褚老还有几点建议。

1. 饮料虽好喝，但白开水更有益于健康

目前市面上有各式各样的饮料，年轻人和小朋友大多不喜欢喝没有味道的白开水。殊不知，为了保证饮料的货架期（又称保质期），改善饮料的感官性状以及口感，食品添加剂被广泛应用于各种饮料中。另外还有一个问题，碳酸饮料和含糖饮料广受欢迎，过多摄入这类饮料可增加龋齿、超重、肥胖、糖尿病、血脂异常等的发病风险（图 2-10）。

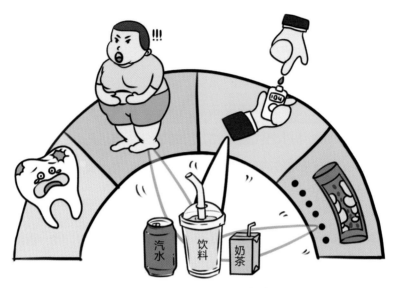

图 2-10 多喝饮料的危害

禤老认为合理摄入糖有助于皮肤健康，过多摄入则百害而无一利（图 2-11）。糖在中医属于肥甘厚味之品，容易助湿生痰、损伤脾胃，脾胃功能失常，食物无法转化成精微物质，不能濡养肌肤，故肌肤生出皱纹失去弹性。痰热亦容易耗伤阴液导致阴阳失衡，故容易发生痤疮、脱发等皮肤问题。

现代研究亦表明，过多摄入含糖量高的食物会使得皮肤中的胶原纤维糖化而变得没有弹性，皮肤失去弹性、变薄就会出现皱纹。

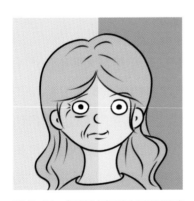

图 2-11 摄糖过多对皮肤的影响

2. 适量摄入蔬菜、水果

正常情况下，人体摄入的水分，

既包括直接喝进去的，也包括摄入食物中所含的水分，这也是有些人可能一天都不需要喝水的原因。食物也含水，蔬菜、水果的含水量一般超过 70%，即如果吃了 500g 的果蔬，也能获得 300～400ml 水分，相当于喝了 2 杯水。

褚老认为蔬菜、水果作为日常必不可少的食物对皮肤健康极为重要，补充水分的同时还可以为人体提供各种营养成分，比如沙棘既是水果又是中药材，其富含维生素 C、维生素 E、类胡萝卜素、沙棘黄酮等，能有效调节体液免疫和细胞免疫，具有极强的抗氧化能力，对于脱发临床疗效佳。

3. 尽量少喝冷饮

冰箱内的各种饮品、冰激凌、冰棍深得人心，可乐、柠檬茶等加冰是很多小伙伴的标配。但是从健康的角度来看，冷饮对身体并不友好，一时的凉爽可能换来的是胃肠道的不适甚至伤害。

褚老指出各种冷饮极易损伤人体的脾胃，进食应有节制。中医说脾胃是人体的后天之本，"百病皆由脾胃衰而生"，脾胃虚弱可能会引发很多疾病，当然也包括皮肤病。不能为了一时的贪嘴，而不顾自己的身体健康。

四、
要想颜如玉，只用清水洗

年逾八旬却面色红润、紧致无痕，见过禤国维教授的人，大多都对其气色称赞不已。当问及禤老的私家养颜秘诀时，他爽朗一笑，颇为轻松地告知："其实很简单，要想颜如玉，只用清水洗"（图2-12）。

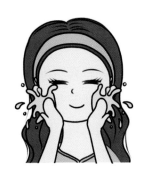

图2-12　洗脸

皮肤位于人体的表面，是人天然的外衣，尤其是颜面部、颈部及四肢暴露部位的皮肤能给人以直观而深刻的印象，是重要的审美器官。健康的皮肤往往标志着人体良好的生理功能、心理过程以及社会适应能力等，而面部皮肤更是人的心理活动和情感交流的汇集点，也是美感效应的起点。"红黄隐隐、明润含蓄"，是中医认为健康的肤色，红黄隐隐，就是面部红润之色隐现于皮肤之内，由内向外透发，是气血充足、脏腑功能正常的表现。

那么，如何才能"颜如玉"，首先应该正确地洗脸！这个问题看似很日常、很简单，却暗藏玄机！长期不恰当的洗脸和护肤方式，不仅会破坏正常的皮肤功能、加速皮肤的老化，直接影响人的"面子"。

市面上各品牌的洗面奶、洁面乳等琳琅满目，产品的去油、去死皮、祛痘、褪黑等功效层出不穷。很多人早上洗、晚上洗，各种产品挨个换着用，在洗脸这方面真的可以说是"费尽心机"。

过度清洁会破坏面部皮肤的正常屏障功能，洗面奶等化学类清洁产品不宜天天使用。现代化妆品或多或少添加了化学成分，常用易损伤皮肤，用得勤更不科学。

护肤一定要自然，这是褪老的养肤、护肤之道。褪国维认为，南方温热湿润，脸上油脂分泌多，且动辄就是雾霾天，灰尘多，因此洗脸一定要勤快。尤其是午睡后油脂分泌会更多，所以也要用清水洗一洗。若是遇到风尘比较大的天气，从户外回到家，感觉皮肤较脏时，再适当用些肥皂、洗面奶。冬天天气寒冷，如果用热水洗脸，一冷一热的交错会加速脸部皮肤的老化，用冷水洗脸是对面部皮肤最好的锻炼，清水就是最廉价却最有效的"护肤品"。

在褪老眼中，清水就是最好的"化妆品"。想拥有好皮肤，一定要给皮肤做减法，精简护肤，做好基本的清洁、保湿、防晒即可。褪老提醒年轻女性，选择化妆品时一定要慎重。

具体说，清洁力度不能过强，早晚清水洗脸各一次就可以了。干性或敏感皮肤的人，适当减少洗脸次数，只用清水；油性皮肤或皮肤比较脏时，可适当用些温和的氨基酸类洗面奶，忌用碱性过强的肥皂及皂基洗面奶。

根据不同的季节选择不同的保湿产品，夏季选择清润质地的水乳作为基础保湿，秋冬季节气候干燥，可选择滋润力度强一些的乳霜和唇膏，切勿用太多功效性护肤品叠涂，非必要场合尽可能不化妆。

此外，一年四季都要做好防晒（图 2-13），紫外线是造成皮肤老化、色斑的罪魁祸首，平时以遮阳伞、帽子等物理性防晒方式为主。阳光强烈时，出门适当用一些温和的防晒霜。

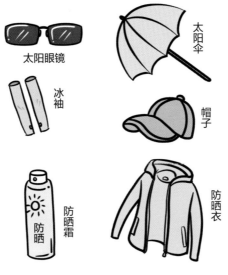

图 2-13　防晒用品

禤老强调："百病生于气"，皮肤病也不例外。许多皮肤病的发生、发展和加重都与情志不调有关，情绪不良容易导致皮肤病；反过来，一些皮肤病对患者的日常生活、社交活动等产生影响，又加重这种不良情绪，造成恶性循环。好皮肤，离不开和谐的内心世界；养皮肤，从容恬淡的性格和心态亦必不可少。

四招补养皮肤

褶老表示，脱皮、皲裂、皱纹、瘙痒、脱发是临床常见的皮肤问题，解决这些难题，离不开充足的水分，需在生活起居、饮食方面保持良好的习惯。

1. "内补"水分

摄取有缓解皮肤干燥功效的食物，如橙子、胡萝卜、南瓜、菠菜、芥蓝、小油菜、奶类、蛋类、各种肉类、动物内脏、谷类、葡萄、梨、香蕉、核桃、芝麻酱等。

2. "外补"药膏

感觉身体发干时，应每天涂抹一层油脂性软膏滋润皮肤。局部干燥严重的，可涂抹 10% ~ 15% 的尿素软膏。

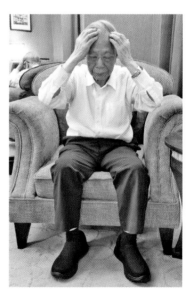

3. 按摩头皮

现代人脱发很常见，这是由于过度疲劳、生活压力、营养摄取不均衡等因素导致的。头皮处于局部环境失衡状态时，会刺激头皮皮脂腺过度分泌，产生头皮屑和脱发等（图2-14）。

图 2-14 褶老在休息时按摩头皮

经常按摩头皮能促进血液循环，对脱发、改善发质等有一定帮助。具体方法：端坐位，双腿分开与肩同宽，双手五指分开，用十个指头沿发际线由前额向后脑部稍用力梳理数次，从头顶正中往两侧鬓角再向后脑部梳理，使头皮血流通畅，再用手指指腹轻轻叩击头皮 20 ~ 30 次（图 2-14）。

4. 喝美容汤

如沙参玉竹猪皮汤，该方从《伤寒论》猪肤汤化裁而来，有清心润肺和胃护肤的功效。组成有：北沙参、玉竹、麦冬、陈皮、猪皮，先煮猪皮，熬至烂熟，再加入前四味药，煎至适量，调味即可食用。可滋阴润燥、理气养胃、养肤美颜。

五、

保证睡眠，不用化妆

  "熬最晚的夜，敷最贵的面膜"，俨然已经成为当下不少年轻人的真实写照，虽然多少带有点调侃，但也实属无奈。目前生活节奏大大加快，生活、工作压力也不小，大部分人白天忙于工作，下班还有家庭琐事和各种应酬，玩游戏、煲电视剧、刷直播等活动就只能牺牲本该睡觉的时间来完成，因此夜猫子们也就越来越多，熬的夜也只会越来越晚（图2-15）。

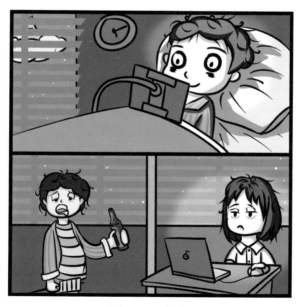

图2-15 熬夜

很多人认为，自己还年轻，熬夜通宵算得了什么，越夜越精彩。身边的同事、朋友很多都是这么过的，大不了第二天睡上一天把觉补回来。可是，缺的觉真的能补回来吗？

1. 作息不规律是皮肤的头号大敌

禤老说，"生活中的作息不规律，都会'报复'在脸上。"很多常见的皮肤问题，与睡眠是息息相关的。比如，黑眼圈主要是因为睡眠不足导致身体血液循环不畅而产生的；作息不规律会引起内分泌紊乱、黑色素代谢异常，从而沉淀在皮肤里形成色斑；熬夜使得皮肤新陈代谢紊乱，油脂分泌过多，堵塞毛孔，导致痤疮和毛孔粗大；皮肤得不到正常的休养，皮脂层的锁水保湿功能也会受到影响，会变得干燥、粗糙，导致脱屑甚至细纹等状况出现。这些皮肤问题就算是敷再贵的面膜，可能也是于事无补的。

2. 熬夜等于慢性自杀

相关报道表明，长期缺乏睡眠对人的伤害很大，首当其冲是人的肝脏。一般来说，晚上 11 点到次日凌晨 1 点是肝的排毒阶段，熬夜不睡觉，肝脏也就无法完成它的排毒使命，会对人体其他器官造成危害，所以熬夜等于慢性自杀，这种说法并不是危言耸听！长期熬夜还可能导致耳聋、耳鸣、记忆力下降、注意力不集中，久之则容易出现头昏脑涨、反应迟钝等一系列问题。当人体的各大脏器都缺乏休息的话，会影响到他们正常的生理功能，所以熬夜加班导致猝死的事件屡屡见诸报端。

此时此刻，有的人可能会问了，什么样的睡眠才是健康的？睡眠的最佳时间是什么时候呢？

人的睡眠占据一生 1/3 的时间，可见睡眠对人类至关重要，没有好的睡眠习惯直接影响人的寿命，一个健康的、合理的睡眠习惯则是人一生的幸福源泉。而随着年龄的增长，睡眠时间成反比，人要在有限的生命中感受到好的睡眠习惯带来的好处，它可以舒缓心情、缓解压力、调养身心、抗衰老等。

"早起早睡身体好"应该是大家耳熟能详的一句话，古人"日出而作，日落而息"其实深含着睡眠规律的奥义（图 2-16）！那么，早睡的第一个最佳时间点，就在晚上 10 点前上床休息，因为晚上 9 点到 11 点是中医讲的"三焦经"的巡行时间段，人应该利用最安静的或者舒缓的状态进行睡眠，这也就是最佳睡眠第一个时间点。

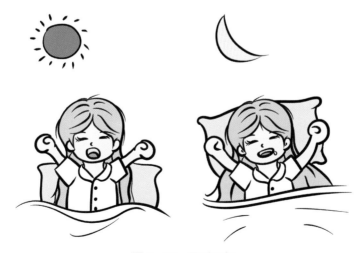

图 2-16　早睡早起

有人可能会说了，我经常晚上8、9点才下班，回到家可能都已经10点多。那么没关系，在晚上11点之前睡眠也是一个不错的选择。之前说了晚上11点到次日凌晨1点是肝的排毒阶段，如果在这段时间就能深度睡眠也是理想的睡眠时间。因为过了晚上11点睡觉就会影响到人的正常睡眠，会影响到肝脏排毒，时间一长会积攒毒素，使人身体内部特征以及外部特征都会受到伤害，所以此阶段不属于最佳睡眠时间。

还有一个最佳睡眠的时间段就是中午，也就是午睡，习惯午睡的人，精神面貌都会很好。因为中午是一个过渡阶段，早上忙到中午，一天的精力快消耗殆尽，需要中午小憩一会儿弥补下半场的精力，这个时间就是中午1点左右，小憩半个小时就能让人下半天精神抖擞。这个时间段的休息可以等于晚上休息3个小时，所以不可小视中午午休的黄金时段。

3. 睡觉是最好的护肤品

充足睡眠对拥有好皮肤至关重要，睡眠充足、睡眠质量好胜过化妆。禤老提倡，最好能睡美容觉。《黄帝内经》记载："阳气尽则卧，阴气尽则寐。"中医提倡睡子午觉养生。子时是晚11点至次日凌晨1点，此时阴气最盛，阳气最弱，这个时候睡觉，最能养阴，睡眠效果最好，子时也是人体肝经、胆经运行的时段，睡眠能使肝胆经运行顺畅，如果熬夜肝胆就得不到休息，人会出现皮肤粗糙、黑斑、面色发黄。若条件许可，最好也能睡午觉，午时为11点一

13点，午睡的时间以半小时为宜，午时是心经运行的时间，如心功能失调就会出现胸闷气短、乏力、失眠健忘等，抽出时间小憩，可以达到养心的目的。心功能正常，心血充足，则面色红润。

褚老认为，坚持早睡早起，保证充足的睡眠时间，再加上生活规律，自然就能达到美容效果了。他说："我每天在11点前一定入睡！"褚国维教授已年过八旬，但精神抖擞、肤色红润，早睡早起让他保证了每天6小时左右的睡眠，即使每天出诊，也能"朝朝早，精神好"。

充足的睡眠是恢复身体免疫力最有效的方法，身体的各个器官都有自己的作息规律，睡眠可以让这些器官得到恢复，才能保证正常的免疫力，到什么时间干什么事，该睡觉时必须睡觉，学会提高睡眠质量，你会受益无穷。

4. 褚老养心安神、助眠美容小妙招

（1）穴位按摩：每晚睡前30分钟，用示指点按双手神门（靠近小指腕横纹的位置）、劳宫（中指点于掌心的位置）、涌泉（脚掌前1/3凹陷的位置），顺时针、逆时针各50次（图2-17）。有需要的小伙伴不妨偷偷练起来。

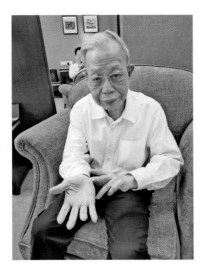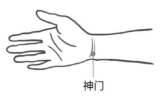

图 2-17　禤老按压神门

（2）沐足：沐足中药方包括松针 30g，毛冬青 30g，威灵仙 30g，刺五加 30g，甘草 20g。将上述方剂煎制成 2 000ml 的药液，温度设定为约 42℃，睡前 30 分钟双足置于药液中浸泡 20 分钟。每晚 1 次，7 天为 1 个疗程。通过药液的温热刺激足部的穴位及反射区，有利于调节患者的神经功能，从而改善睡眠质量。

六、
十分饱，快衰老

"唯爱与美食不可辜负"，打开朋友圈，经常能看到好友们晒各地方的各种特色美食，看着都流口水；自助餐也是当下很多年轻人比较中意的，传闻其最高境界是"站着进去、扶墙出来"，不吃到撑是不可能停止战斗的；除了一日三餐，夜宵、烧烤、各种饮料及酒类那是有约必赴，今朝有酒今朝醉。不知您或身边的朋友有无类似经历，不过"十分饱"可不是一件值得推崇的事情哦！

1. 过饱催人老

民间常说"三分饥与寒"，简单来讲，吃饭吃到七八分饱才是最佳的状态。如今生活水平大大提高了，人们在丰盛美食的诱惑下，常常难以把持得住，因此肥胖、糖尿病、高血压、高血脂等十分饱式的疾病接踵而来。这些疾病，其实很大程度上都是吃出来的。在以前，这些疾病可都是富贵病，富贵人家的人才会得。现在的人吃得比以前富贵人家吃的都好，所以这些疾病就找上门了。

十分饱，也可以说是过饱，即饮食过量，或暴饮暴食，或脾胃虚弱而强食，以致脾胃难于消化传输而致病（图 2-18）。现代人饮食过饱、太好（大鱼大肉——高蛋白、高脂肪饮食），使得消化更加困难，多余的营养物质堆积在体内，增加胃的负担。人的消化系统需要定时休养，才能保持正常的工作状态。如果饱食，上顿的食物还未消化，下顿的食物又填满胃部，消化系统就得不到应有的休养，会引起消化不良，甚至容易导致三高——高血压、高血脂、高血糖，时间长了肥胖也会出现。这些问题都会影响到机体的新陈代谢和内分泌水平，加快人体衰老的进程。

人体胃黏膜上皮细胞寿命较短，每2~3天修复一次。如果吃得过饱，导致胃始终处于饱胀状态，胃黏膜没有修复的机会，那么胃大量分泌胃液，会破坏胃黏膜，极易发生胃溃疡、胃穿孔等情况（图2-19）；长期饱食会使人体内甲状腺激素增多，容易使骨骼过分脱钙，造成骨质疏松。也就是说，口福是享受了，可身体就遭罪了！

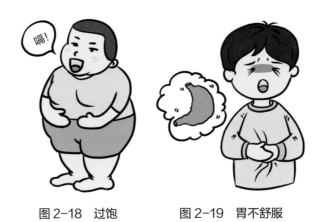

图2-18　过饱　　　　　　图2-19　胃不舒服

此外，很多人在大病初愈的时候，想着病好了胃口也好了，赶紧给身体补补，一连几顿鸡鸭鱼肉，结果疾病又复发了。这是为什么呢？古人早就提出食复，病愈后身体各脏腑功能还没来得及恢复，此时胃是最需要休息的，吃得太多反而加重了身体的负担，疾病又被吃回来了。

　　还有一种情况，就是在给宝宝喂食和儿童进食方面，"有一种饿，叫妈妈觉得你饿"。宝妈们在给孩子喂食时，总觉得宝宝没吃饱；对比同龄人，总是担心自己家的宝宝营养跟不上，长身体的时候就是要吃吃吃，多吃点不会有坏处的。很多人却忽略了一个事实：小儿脾胃功能还不健全，饥饱也不能自控，喂养过量，易致消化不良，久则酿成疳积。

　　现代人爱肥甘厚味，喜欢吃辛辣刺激食品，这不仅会导致诸多内科疾病，很多皮肤病也应运而生，如痤疮、酒渣鼻、痈和疖等。

　　衰老伴随着年龄增长悄然而至，也与饮食密不可分。长期的不良饮食和生活习惯，会加速衰老进程，让人看起来明显和实际年龄不符！襁老对此强调，凡事都要有一个度，过犹不及是不行的，每天摄入的量按国际标准走，也不用完全照本宣科，心里大概有个数。年轻人蛋白质摄入肯定也要跟上，小朋友长身体也需要补充蛋白质，但是不能想着什么东西好吃就吃到撑，饮食是很灵活的。

　　既然不能吃得太饱，那怎样吃才好呢？

2. 平衡饮食

　　《黄帝内经·素问》总结有"五谷为养，五果为助，五畜为益，五菜为充，气味合而服之，以补精益气。"上述关乎平衡饮食的内容古而不老，很有科学道理。五谷为养是指进食谷物和豆类，提供热能和

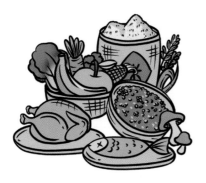

图 2-20　平衡饮食

蛋白质的同时，食物的营养价值可以大大提高。五果为助指食用富含维生素、纤维素、糖类和有机酸等物质的水果和坚果，有养身和健身的功效。五畜为益指食禽畜肉，对人体有补益作用，能增补五谷主食营养之不足，是平衡饮食食谱中的主要辅食。五菜为充则指各种蔬菜均含有多种微量元素、维生素、纤维素等营养物质，有增食欲、充饥腹、助消化、补营养等作用，故对人体的健康十分有益。只有不偏食，注意食物的多样化，才能使各种食物在营养成分上起到互补的作用，保证机体所需的营养（图 2-20）。

3. 清淡饮食

清淡饮食是相对于肥甘厚味而言的。所谓肥甘厚味，就是中医所说的膏粱厚味，一般指非常油腻、甜腻的精细食物或者味道浓厚的食物。这类食物可使脾胃功能失调，湿热火毒内生；若同时感受外邪则易发生痈、有头疽、疗疮等疾病。临床上许多皮肤病的发生、加重或复发都与饮食密切相关。因此，皮肤科医生通常都会在诊治结束时嘱咐患者"清淡饮食"。皮肤科医生说的"清淡饮食"涵盖以下 3 点。

（1）蔬菜要够吃，水果当适量：清淡饮食中食材的主要来源首先是蔬菜，其次是水果。新鲜的瓜果蔬菜中含有大量对皮肤有益的维生素与微量元素，还能及时清除肠道有毒分解物，从而起到养颜的作用。如果人体缺失维生素和微量元素，皮肤就会出现干燥、脱屑、红斑等问题。比如猕猴桃，其中含有丰富的叶酸，具有降血压和预防贫血效果；同时，含有抗氧化物质，且含维生素 C、维生素 E、维生素 K 等，对减肥、美容有独特的功效。

（2）少盐、少油、不辛辣：清淡饮食指的是少盐、少油、不辛辣的饮食。烹饪过程中只使用少量的油、盐，避免过多使用辛辣厚味的调味品，如姜、葱、胡椒、大蒜等，这样能够最大程度保留食物原有的营养元素，不仅能够及时为人体补充能量，更易于被人体吸收，达到养生的目的。特别是一些中老年朋友，以清淡食物为主，有利于促进身体复原。

（3）食物多样化、搭配合理：清淡饮食的关键就在于合理搭配。蛋白质、脂肪、糖、维生素和微量元素等，均是维持皮肤正常代谢、保持皮肤健康所必需的物质，因此食物必须多样化，保证饮食结构合理。首先，多摄入蛋白质。在日常生活中，需要注意摄入充足的蛋白质，多补充蛋白质含量高的肉类和海产类食物，有利于提升人体免疫力和抗病能力，比如蛋类、鱼虾、猪肉、鸭肉、大豆、黑豆等。其次，充足的水分不能少。水是生命的源泉，及时补充水分有利于调节人体体温；补充充足的水分，以促进代谢、维持肾脏健康。养生之道，功在平时。参考长寿老人的饮食习惯：一日三餐，定时定量；不重口味，不吃零食；每餐八分饱，不贪过饱；粗细搭配，不求白米精面；逢年过节，严禁暴食。

七、

肠道通，皮肤好

人们常提及"病从口入"，却经常忽略肠道作为重要的消化器官和排泄器官在其中的作用。肠道越通畅，身体就会越健康、皮肤越不容易衰老，这是有一定道理的。

事实上，皮肤上的正常菌群和肠道菌群存在重要的关联性。每个人身上都有不计其数的细菌，大概是世界总人口数的上千倍，无论肠道内部或正常皮肤的表面都有着上千种、数以亿计的细菌、真菌等微生物。众多微生物组成的"各大帮派"，不是惺惺相惜，而是各自为营，长年处在相互竞争、相互牵制的状态（图 2-21）。有研究表明，当肠道屏障受损时，肠道菌群代谢物会进入血液，随着血液循环进入皮肤并在皮肤中蓄积，从而破坏皮肤的内稳状态。和肠道菌群类似，皮肤上的细菌也可以分为益生菌、有害菌和中性菌。其中益生菌能够产生有机酸和抗菌肽，维持皮肤表面的 pH，抑制致病菌的生长。在正常的免疫系统中，人与皮肤上的菌群是共生互惠的关系，但同时还会相互制约，人体分泌的物质可防止致病菌的生长，以维持菌群的稳定。在正常情况下，皮肤菌群处于动态平衡的状态，各种细菌数量和比例都较为稳定。当皮肤菌群受到影响而失衡、失调，有害菌就会大量繁殖，造成诸如痤疮、湿疹、过敏、干痒等皮肤问题。倘若有害菌在肠道内过度繁殖或者致使肠道内菌群失衡，皮肤也会容易受波及并出现问题，导致湿疹、痤疮等病症。

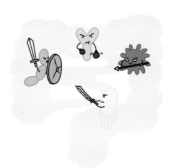

人的胃肠道被认为有着最复杂的微生物系统，包括细菌、真菌和病毒。肠道中的细菌在人的健康和疾病状态中都扮演着重要的角色，现在越

图 2-21　肠道失衡

来越多的研究也表明，非细菌的微生物群以一种复杂的方式与细菌群相互作用，从而促进了以上提到的过程。肠道与皮肤之间存在着密切联系，例如经常不吃早餐容易得胆结石，导致皮肤蜡黄甚至黄疸的发生；暴饮暴食，爱吃肥甘厚味、辛辣刺激的食品，可能会引起急性胃扩张，严重损害胃肠功能，医生在急诊中也通常能发现该类患者容易出现多种皮肤病，如痤疮、酒渣鼻、痈、疖等。这些都体现出胃肠疾病对于人皮肤的影响。

皮肤健康与个人的遗传、性别、年龄、营养及健康状况等都有着密不可分的关系，而机体的营养和肠道吸收状况是后天影响皮肤健康的重要因素，如果身体缺乏营养，肠道吸收不好，最先受伤害的就是皮肤和黏膜。便秘或者体弱多病、营养不良的人的皮肤多是苍白或黑暗油垢的，且粗糙、没有弹性，甚至多皱、生斑。

其实在日常生活中做到肠道通畅并不难。例如，多喝水对消化系统有益，可减少便秘的发生，从而减少痤疮及面部黑斑的产生。水可以调节体温、保持皮肤弹性，只有皮肤含有足够的水分且具有适宜的温度时，皮肤中脂肪颗粒才能充分显示其弹性功能，使人的皮肤丰润光泽。皮肤还参与水和电解质的代谢，帮助人体排出代谢废物，维持水分、渗透压和酸碱平衡，这些功能的稳定都能够帮助皮肤保持更好的状态。

人有一条专门排毒的通道——手阳明大肠经，每天争取敲一敲，坚持把毒排干净。大肠本身就是"传道之官"，它会将身体的垃圾源源不断地排出体外。肠道不能够像洗脸一样擦洗，但是通过推拿按摩/敲打手阳明大肠经，可以保持大肠经通畅。顺着大肠经的经络敲打，尤其是手臂段的手五里、手三里；另外还可敲打大肠经上的合谷、曲池，效果都不错。当然还可以适当使用按摩器具，发

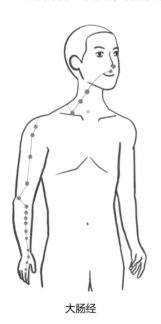

大肠经

现有疼痛点（即阿是穴），在疼痛点部位按揉、敲打，甚至针刺、艾灸都可以，总之要把疼痛点消灭掉。这样让肠道通畅，才能充分发挥大肠排毒养颜的作用。只有当大肠及时排出体内废物，消除肠火，人的皮肤才有可能会白里透红；另外"肺与大肠相表里"，大肠经气血旺盛，经气通畅，就可以及时将体内毒素排出体外，确保肺功能正常。"肺主皮毛"，肺的功能正常，人自然就面色光泽滋润、肌肤细腻动人。

八、
洗澡有讲究

很多人或多或少都被一些皮肤上的小毛病困扰着，有的人一到冬天，身上尤其是四肢皮肤就开始出现片状的白色"雪花"，甚至开始瘙痒，出现鱼鳞状的纹路；有的人背上总是长红色的痘痘；有的人总是能在皮肤上搓出橡皮屑样的污垢。这些烦恼你有过吗？在寻求治疗后还是反复发作时，是否考虑过或许与洗澡有关呢？洗澡看似是简单的清洁过程，但其中却大有讲究。

正确的洗澡应该在温度、时间、用具上都讲究适度。

1. 温度

多数人都觉得自己洗澡的温度都是适度的，但调研发现女性使用的洗澡水温度往往远高于男性，这是因为女性的皮下脂肪比男性更厚，而脂肪有较好的隔热功能，加上女性体温一般较男性低 2～3℃，对冷的感受更加敏感，所以往往会用更热的水洗澡。但洗澡水温过高会加剧皮肤水分的丢失，并损伤皮肤屏障，使皮肤更加容易干燥；同时，过高的水温还会引起周围血管扩张，洗澡时更多的血液流至皮肤，导致脑部缺血、缺氧，易引发昏厥等危险。一般情况下，水温宜在 37～38℃，根据洗澡目的、季节和洗澡人的身体状况来调整，如岭南地区气温高、较潮湿，热水浴的温度应相较于北方略低一点；儿童皮肤角质层较薄，洗澡水温不宜过高，而老人皮肤多干燥，并伴随各种基础疾病，也不能用温度过高的水洗澡。

2. 时间

洗澡时不少人会发现自己的手指端发白、起皱，这是为什么呢？这是身体在提示我们洗澡时间太长了。正常情况下，人的皮肤表面有一层薄薄的油脂，当泡水时间过长，皮肤表面会失去油脂保护，引起皮肤发皱、脱水等情况，甚至洗澡后出现干燥、瘙痒的症状。特别是老年人，长时间泡澡不但容易加重皮肤干燥、瘙痒，还会因长时间脑供血减少而出现疲劳、头晕眼花、虚脱等严重后果。一般情况下，淋浴 3 ～ 5 分钟、盆浴 10 分钟即可清除体表尘土，同时起到解除疲乏的作用（图 2-22）。

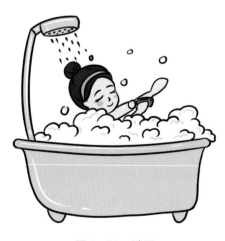

图 2-22　洗澡

洗澡时间的选择也很重要，下面几种状态不宜洗澡：一是饮酒后，人体分解酒精需要消耗能量，加上洗澡时身体内葡萄糖消耗增多，血糖供给不足，易出现低血糖，发生头晕眼花、全身无力等症状，严重时还可能昏迷。二是运动后，因运动时血液循环处于活跃状态，心脏较平时静息状态负荷增大，此时立刻洗澡会加重心脏和血管的负担。三是饱食后，这时血管扩张，血液集中分布在肠胃而脑组织血液减少，大脑供血量不足而容易发生晕厥等危险。四是空腹时，饥饿状态下洗澡易出汗过多，而引起血糖、血压降低，易出现头晕、心慌、四肢无力等症状，尤其是老年人，空腹洗澡时更容易摔倒而引起严重后果。

3. 用具

人们平时洗澡的时候，多用香皂或沐浴液进行清洗，相比清水清洁，能更有效地去除皮肤表面的污垢。香皂和沐浴液清洁力比清水更强，但如果不能正确地选用洗护产品，反而会因为过度清洁而损伤皮肤，一般建议选用弱酸性、无刺激的洗护用品。褚老对洗护有自己的独特见解，他的养肤、护肤秘诀就是清水护肤，"要想颜如玉，只用清水洗"，在他眼中，清水甚至自来水，就是最好的洗护用品。如果皮肤较脏，可适当用些香皂、沐浴露等产品辅助清洁。洗护还包括护理的过程，洗澡后涂抹润肤露不仅可以防止皮肤干燥、脱屑，还能减少部分皮肤疾病的复发。常见的护肤产品比如维生素E乳、尿素软膏、甘油等，可根据自身需要自行挑选（图2-23）。没有皮肤干燥或没有皮肤疾病的人洗澡后涂抹润肤露即可，若本身皮肤干燥、瘙痒，或患有特异性皮炎、银屑病等皮肤疾病，则需要坚持每天涂抹，保持皮肤润泽。

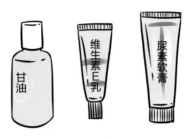

图 2-23　护肤品

以前由于条件的限制，很多人一个月甚至更久才能洗一次澡，或者北方寒冷地区的人比较长时间才洗一次澡，洗澡的时候经常会搓澡，搓澡时搓出来的泥条俗语叫皴，但很多人不知道，所谓的皴其实是汗、皮脂、灰尘和微生物的混合物，加上更新换代脱落的表皮角质细胞。人体背部皮脂腺分泌旺盛，汗液和油脂等分泌物更容易产生，也更容易搓出皴。皮肤最外层的角质细胞的更迭是持续不断的，每天汗腺、皮脂腺也会分泌一定量的汗液、油脂，所以即使天天搓澡也会有皴的出现。但频繁搓澡在搓去脱落的角质细胞后，会损伤有防御功能的正常皮肤细胞，导致角质细胞过早剥脱，对其屏障造成损害，皮脂所形成的表皮脂质膜也会遭到破坏而不能起到润滑皮毛、保护屏障的作用，皮肤容易干燥、皲裂，细菌等微生物更容易在表皮上定植繁育，增大患毛囊炎、疖疮等皮肤疾病的风险。

故综上所述，洗澡水温要适宜，时间不宜过久，选择温和的沐浴产品，不宜过度搓澡，以防损坏皮肤。

九、略谈养发护发

1. 好头发是养护出来的

谈及头发养护问题，褟老在门诊听到过很多患者讲述他们的辛酸脱发史，患者说自己每天会把脱掉的一撮一撮的头发收集起来然后数数，每天都在为了自己的脱发问题感到焦虑（图 2-24）。褟老常会建议患者不要再数下去了，一般来说，头发的平均寿命是 8 个月至 4 年，正常人平均每天会自然脱落 40～70 根头发，这是头发正常新陈代谢的生理过程，一定要在日常生活中避免脱发焦虑（图 2-24）。

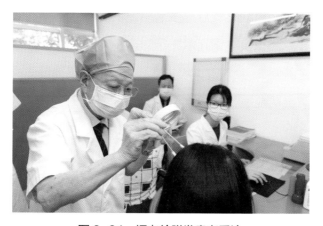

图 2-24　褟老给脱发患者看诊

中医认为："肝藏血，发为血之余，血亏则发枯。肾为先天之本，精血之源，其华在发。"毛发的生长脱落，常能反映肾气的盛衰，肾气旺盛则毛发茂密乌黑有光泽；肾气虚衰则精血不足，导致头发缺少营养供应，毛发稀疏易脱落或发白失去光泽。头发的生长还有赖于血液的濡养，血气旺盛则毛发也旺盛。

禤老说好头发一定是养护出来的，应该以养为主，以护为要，那到底如何养护才能保持一头乌黑有光泽的秀发呢？"养发先养血，养血先补肾"这是禤老一直秉持的理念，对于脱发、发质差等头发问题，他在临床上常常从肾虚的角度去考虑。

2. 饮食调理重补肾

人的日常饮食中铁和蛋白质缺乏时头发就会发黄分叉；长期缺少植物油、蛋白质、维生素 A 和碘时头发就会失去光泽且容易折断；当饮食中严重缺乏 B 族维生素时，头发就容易受到损害和发生脂溢性脱发；当饮食中铜元素不足时，头发就会变白甚至出现少白头（遗传性除外）；当饮食中维生素严重不足或精神过于紧张时，头发就会突然出现脱落形成突发性脱发。

由此可见，饮食营养与美发的关系极为密切，营养的全面平衡至关重要。

养发护发最简单有效的办法就是饮食调理。含碘丰富的紫菜、海带等海产品以及牛奶、鸡蛋、大豆、玉米、芝麻、蔬菜和水果等可促进头发生长，应注意合理摄取；头皮局部涂抹头油、发膏等护发用品也能补给头发油性和水分，从而使头发滋润光泽，营养性头油以橄榄油等植物油最好。

褚老还强调养发护发一定不能忽视补肾，有的人在还没进入中年就出现数量比较多的白头发，可以多吃荠菜，可起到预防头发提早变白，还具有清血热、解毒、止血的功效。有头发干燥、分叉、发白等的人可以通过食用黑芝麻来改善。还有吃鲤鱼能够让头发变得黑亮，预防头发枯黄，主要是鲤鱼富含蛋白质以及其他营养素，吃后有助滋补、保健脾胃、利尿消肿。肾虚并且时常脱发的人可以多吃木耳、生姜、桑葚等食物，或用枸杞子泡茶，每天喝一杯。

3. 头皮护理要做好

人的头皮就像是头发的土壤，只有土壤肥沃了，长出来的头发才健康浓密。褚老提到了 3 种日常护理头皮的方法。

（1）正确梳头：正确梳头可促进头皮血液循环，帮助头发生长，梳头的次数以早晚各一次为宜，每次缓慢梳理 2 ~ 3 分钟，80 ~ 100 次，用梳子沿发际将头顶及枕后的头发从发根到发梢向上舒展，两侧的头发应向相对的方向疏散，梳头时用力应一致，以刺激发根而活跃头皮与头发的新陈代谢（图 2-25）。

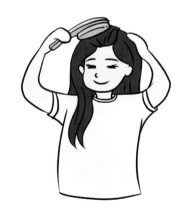

图 2-25　梳头

女性不应将头发扎得过紧，不宜用橡皮筋扎头发以免发根受牵拉而脱落，夜间入睡时应取下发夹等头饰，放松头皮。

（2）使用头皮护理精华素：建议有头皮敏感问题的患者日常除了使用护肤产品之外，还可以使用头皮护理精华素，这样可以帮助滋补头皮，同时能够活化头皮组织，对改善头皮问题有帮助。还可以配合营养头皮的精华素，将精华素均匀涂于头皮，适当按摩，减少吹风机的使用次数，定期修剪头发。

（3）适当进行头皮按摩：建议先把带有舒缓功能的精油涂抹在头皮上，然后通过双手搓热后按摩的方式，轻轻按摩头皮，促进头皮血液循环；然后将精油清洗干净，再用干毛巾擦干头发，用梳子梳理、按摩头皮，可以让头皮彻底放松。

4. 头发护理不能忘

健康头发的表皮排列呈屋顶鳞瓦状，看起来柔顺亮泽、易于打理；受损头发则粗糙甚至缠成一团，即使在阳光下也显得色泽黯淡，同时头发也不柔顺，不易打理，持续的损伤还会导致发端分叉。禤老养护头发的思想包括洗头和护发两个方面。

（1）只有会洗头发才能养出好头发：洗发的频率根据人头皮类型的不同而各异，一般干性头皮的人 7 ~ 8 天洗一次头发，油性头皮的人 3 ~ 4 天，中性头皮的人 4 ~ 5 天；洗发前应将头发梳顺，先梳去脱落的残发，以防止洗发时残发与好发扭结成团而损伤头发；洗头的水温应以 40～42℃为宜。干性头发的人应选用含蛋白质成分的营养液型洗发剂，油性头发的人应选用去油脂力强的洗发剂，但不能用肥皂或碱性大的清洁剂；洗头时应用手指指腹轻搔，不能用力过猛或来回搓头发，擦洗完后用毛巾揩干或用毛巾吸干水，头皮中的水分让其自然风干，用电吹风吹干头发时，吹风机应距离头皮20～30cm，且吹风机不能停留在一处，以免使头发缺少水分而过于干燥，引起发质枯黄。

（2）护发也是至关重要的环节：护发素最主要的作用是在发丝外部形成一层保护膜，其所含的各种蛋白质成分可渗入且改善受损头发的外层组织。

1）不同发质护发素选择标准不同：发质脆弱的人因为极度缺乏营养以致头发弹性丧失、脆弱易断，最好选用含营养成分高的护发素来护理；油性头发的人选择控油爽发型的护发素；干性头发的人由于发质结构中的发丝毛鳞片已经受损，导致头发缺水、缺油，严重的还可能发黄、分叉、脆弱易断，因此应注意选择含有保湿滋润成分的护发素。

2）护发素的正确使用方法

A. 使用护发素之前，用毛巾吸干头发上的水，或至少把头发上残留的水挤掉，头发中水太多时，护发素不能有效被吸收。

B. 护发素应施于头发中部或发梢而非紧贴头皮的发根部，否则

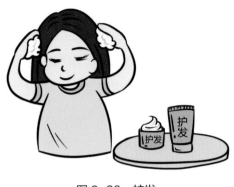

图 2-26　护发

会造成毛孔堵塞，影响头皮健康，出现一系列问题（图 2-26）。

C. 在冲洗头发之前用梳子充分梳理头发，护发素的涂抹要均匀。

D. 烫发很容易使头发变干，所以每次烫发后需要用护发素来护理，千万别用梳子梳卷发，因为烫发的发质比较脆弱，很容易折断。

5. 日常生活注意要点

毛发的生长与休止周期是受人体内分泌调节的，保持精神愉快、心情舒畅是加速头发生长的重要因素，当人精神紧张、心情抑郁时，会导致神经功能失调而引起头发脱落。

作为养生专家，禤老也多次强调日常生活中要呵护头皮，适当洗头，去除过多油脂；要多吃新鲜蔬菜、水果，少吃辛辣刺激食物，减少头皮油脂分泌；避免暴晒，防止头皮受高温刺激。还有很重要的一点，要保证充足的睡眠，长期熬夜会损伤肾气、耗伤精血，对于头发的养护是很不利的。

十、

少化妆，皮肤更健康

化妆可以改变人的外在精神面貌，尤其对于女性而言，化妆更是生活中的一项重要活动，虽然化妆能够带来比较好的妆容效果，但是大多数化妆用品中含有大量的化学物质，难免会对身体产生不良影响，下面就来看看化妆有哪些坏处。

1. 引起皮肤过敏

某些化妆品中含有部分有害的物质，或者化妆品的 pH 值过高或过低，这些都会引起人面部过敏，出现泛红、肿胀、瘙痒等症状。尤其是过敏性体质的使用者，可能会导致面部甚至全身发生过敏反应。

2. 化妆时造成皮肤损伤

化妆时如果手法不正确或者用力过大，容易导致皮肤表层受损，或使化妆品堵塞毛孔，导致干性皮肤暗黄，油性皮肤出现长痘、黑头、过敏发红等症状。另外，化妆品中含有一定的金属类化学成分，长期使用易导致皮肤暗黄、粗糙或者出现皱纹。

3. 引起肤质敏感脆弱

化妆品成分较为复杂，化了妆就得卸妆，那么不光化妆有危害，卸妆也会对皮肤造成一定的伤害。对于脆弱的皮肤而言，经常化妆和长期卸妆会让皮肤的角质层变薄，使皮肤变得更加敏感，就好像鸡蛋的壳变薄、变脆，更容易破裂；也可能会使皮肤老化，变得干燥，引发色斑。

4. 引起皮肤感染

为了达到一定的美肤效果，化妆品内富含营养成分，同时给微生物繁殖提供了良好的环境，会引起或加重面部痘痘的产生；脸上长了痘痘之后，继续化妆，就会引发更厉害的皮肤感染。如果使用了被污染的化妆品，也会造成皮肤感染（图2-27）。

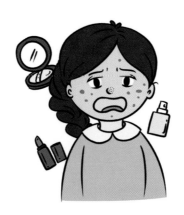

图2-27　化妆的影响

因此，在生活中减少化妆的次数；选择一些正规的化妆产品；适当进行皮肤护理；使用化妆工具时一定要注意保持卫生、定期清洗更换等，可以在一定程度上改善肤质。

说完了化妆的危害，那么如何进行科学的护肤，才能让皮肤变得更好呢？下面就来聊一聊。

　　中医理论更注重整体观，认为人的五脏六腑，包括皮肤、牙齿、头发相互之间都是息息相关的，一个脏器出现问题，那么其他的脏器也会有相应的改变，反应在身上会有不同的改变。而中医认为皮肤疾病是五脏六腑与气血等相互不协调的外在表现，是身体问题的反映。

　　皮肤出现斑点和暗淡无光，中医理论认为有肝肾不足和脾虚湿盛两方面的原因。肝肾不足的人表现为面色暗淡，常伴有腰部酸困、脱发、失眠。脾虚湿盛的人表现为面色萎黄，常伴有头沉、双下肢沉、食欲减退等。

　　实际上，人是有机的整体，每个脏器都能正常工作并且相互之间配合，气血可以在全身顺畅流通时，皮肤也会由内而外变好，因此，中医美容更注重整体的调理，使身体气血充盛、脏腑调和。

十一、
调五脏养肤

目前，中医美容越来越受到大家的关注和接受。肌肤之美更是美容的重中之重，肌肤如同人的外衣，肌肤的好坏直接影响到人的美感，所以养肤、美肤具有重要的实践意义。中医认为"有诸内必形诸外"，颜面皮肤的失调和疾患是内脏疾病在外的表现。

1. 调肺与养肤

肺主皮毛，皮毛包括皮肤、汗腺、毛发等，是一身之表，也是美容的重要作用对象。

中医认为肺主皮毛，肺通过宣发作用，将气血和津液输布到皮肤，起滋润营养的作用，以滋养周身皮肤、肌肉。气与血是人体内的两大类基本物质，在人生命活动中占有很重要的地位，气是血液生成和运行的动力，血是气的化生基础和载体，因而有"气为血之帅，血为气之母"的说法。肺主气，肺健则能行气血，使皮肤润泽、有弹性；若气血耗伤导致气血不充足，气血运行不通畅，不能上达荣养头面，则可见面色淡白或者苍白，干燥无光泽或者黄灰枯焦。如果肺热太盛，往往容易引发皮肤疾病，如痤疮、脂溢性皮炎等。肺能将脏腑代谢后所产生的浊液下输于膀胱和肾，也就生成尿液。"肺与大肠相表里"，生命离不开两样东西，一是空气，一是食物。人体内负责运输空气的是肺，负责传导食物的是大肠。所以如果肺出现病变，大肠运输糟粕的功能将受到影响，就是腑气不通、糟粕不行，肺功能失常，秽浊之气熏蒸，则会使肌肤晦暗无光泽。故正常的肺功能对肌肤的润泽有着很重要的作用。如日常食疗可以选用润肺之品如百合、玉竹、沙参、山药、霸王花、银耳、梨、萝卜、蜂蜜、荸荠（俗称马蹄）、甘蔗等，搭配做糖水、煲汤均可（图2-28）。冬季人们爱吃火锅，广东人的羊肉煲中常加入甘蔗、萝卜、玉米、马蹄等可以制约羊肉的大热之性，使人们既能享受羊肉

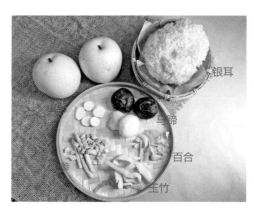

图2-28 润肺之品

的美味又没有上火的担忧，不至于吃了一顿羊肉煲第二天脸上就开始长痘痘。可以每日静坐做做深呼吸，这有助于肺部充分换气，加强肺泡的换气功能，提高体内的血氧饱和度，对于提高人体的血液氧含量是有一定帮助的。同时，体内的血氧含量升高，可增加机体的活动强度。

2. 调脾与养肤

中医认为脾的主要功能是运化水谷精微和运化水液，无论是水谷精微还是水液都是皮肤所需要的营养物质，脾能将其消化后产生的水谷精微、水液上输于肺，化生气血、津液等营养物质，滋养皮

肤。脾胃是气血生化之源，皮肤的好坏与脾胃息息相关，如果脾的功能出现异常，皮肤就会失去正常的濡养而出现黄褐斑、面色萎黄、唇色淡白等。过度思虑伤脾，也会让肌肉衰萎以及口唇干裂、脱皮等，这是因为脾胃气虚血少，津血不能滋润充养肌肤所致。禤老平时最爱的调理脾胃的药膳如莲子、芡实、山药、五指毛桃煲瘦肉或者猪脊骨，清香可口，"香可醒脾"，既能给脾胃补充"能量"，又能带动脾胃"跑起来"，因此具有益气健脾的作用，男女老少皆宜。再如山药莲子芡实粥，可以加入番薯，少量盐调味，也属于健脾之品。再如气血虚弱、易疲乏之人，可以用黄芪或者人参煮粥，加入红糖适量便可食用，具有健脾益气之功效。思伤脾，平时工作学习压力大，还要适当放松，自我调节，劳逸结合，静养脾胃。

3. 调心与养肤

《黄帝内经·素问·六节藏象论》："心者，心之本，神之变也；其华在面，其充在血脉……"心主血脉的功能是由心气来实现的，心气旺盛才能使血液在脉道中运行不息，将血中的营养物质供给全身的组织器官，从而使面色红润有光泽、口唇红润；心气不足，血脉亏虚，推血无力，心血瘀阻，面色苍白无光泽甚至面色、口唇晦暗青紫。"心在志为喜"，指心的生理功能和情志的喜有关，所以心情好往往能面色红润而有光泽（图2-29），反之，悲伤、恼怒或者焦虑，则面容失色而

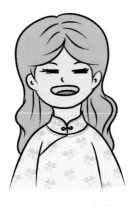

图2-29　开心笑

无光泽。五脏六腑中心为阳脏而主通明，像太阳一般照耀万物，使万物生机勃勃、生生不息。禤老总结的养生经验中就有静心、常笑，都与心相关。"心藏神"，是指心具有主宰五脏六腑、形体官窍的一切生理活动和精神意识、思维活动的功能。平时人们因为工作、学习、生活而劳心费神，如不注意适度用神，久而久之就会心神耗伤、心血消耗，从而出现神志不宁、失眠、心悸、健忘、面色苍白、神疲乏力等表现，故需要适度调心修心。《黄帝内经·素问·病机气宜保命集》中指出："神太用则劳，其藏在心，静以养之。"故禤老常用"静坐"的方式来修心。笑一笑十年少，常笑的人让人觉得亲切，遇事乐观，可以变得更加年轻；遇事悲观、愁苦，人则面容憔悴。禤老总是温和地笑对患者，面对被病痛折磨的患者，常安慰他们要保持乐观的心态，乐观也是治疗疾病的一道处方，爱笑的人总比愁眉苦脸的人康复得更快。食疗上，禤老常用龙眼肉（桂圆）、莲子、百合、鸡蛋，加适量白糖，煮成桂圆莲子羹，时常食用以养心安神，适用于用脑过度引起的失眠。心在五行属火，五味对应苦味，五色对应红色。入心经的药物、食物品种较多。禤老最爱食用莲子、莲子心来养心。莲子性味甘平，生于夏季，恰是五行中对应心的季节，具有养心安神的功效；莲子心味偏清苦，功效偏向降心火，心火较旺之人禤老建议常吃莲子。禤老在夏季常食用一道菜来养心，即莲子百合煲猪心汤。猪心性平、味甘咸，有养心、补血、安神定惊之功，猪心富含蛋白质和较多钙、磷、维生素等成分，脂肪含量少，能加强心肌营养、增强心肌收缩力（图2-30）。禤老还常用岭南特色药物来养心，最常采用的有龙眼肉和素馨花。龙眼肉性温、味甘，益心脾、补气血、安心神，是一种口感很好的中药，可直接食用，也可以用于煲汤或者泡茶。素馨花是一种岭南特色草药，禤老常用来泡茶，认为其具有养心安神的功效，可以治疗失眠、健忘等心系症状，也可用于胸胁胀满等肝郁症状（图 2-31）。

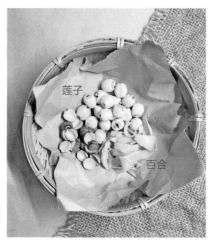　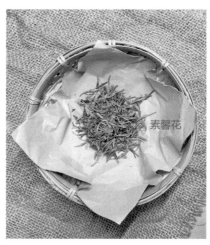

　　图 2-30　莲子、百合　　　　　　　　　图 2-31　素馨花

　　除了食物的选择外，禤老认为饮食养生还要遵循以下 4 个原则：一是不能过量，即使是有补心作用的中药，也不能过量食用，万事皆过犹不及；二是不能偏食，养生以养心为主，但也不能忽视其他脏腑的养护，比如健脾、疏肝、补肾同样也很重要，应根据个人情况进行食物加减，即使是药膳也不能偏食；三是要注意时节，要遵循大自然的规律，吃当季食物，不要违反季节规律；四要注意辨证，不是所有的人都适合吃同一种食物，要根据每个人的具体情况

调整，比如素体虚寒之人，即使是夏天也不能吃太多莲子、莲子心来养心。

人作为自然界中的一种生物，要遵循自然界的规律，这不仅表现在饮食方面，还有起居、作息方面。在五行上，心对应的季节为夏季，地域对应南方。广东地处南方，一年中夏季长、春秋短，所以要格外重视养心。襻老在生活中，其作息可以说是完全顺应了这种规律。在睡眠方面，襻老讲究早卧早起，早上一般 6：00 醒来，在小区里散步、打太极以活动筋骨，顺应夏季生发之气，然后去上班；中午一定要午睡，夏日的中午时分是最炎热的，这个时候不适宜多动，动则耗气，静静地睡个午觉，有助于气机的收敛，保持神志的清醒；晚上襻老会在家看看书，或与家人闲话家常，一般争取 23：00 前睡觉。夏季天气炎热，但襻老早起散步时仍会穿着长袖或者薄外套，襻老说这是因为早晨露水重，阴气尚未散尽，此时仍需防虚邪贼风。在室内，襻老一般早晚不开空调，只开窗通风，襻老认为，处于空调环境下太长时间，会使人失去适应自然的能力，且密闭空间也容易造成病邪聚集，所以夏季虚人多发感冒。

4. 调肝与养肤

"肝藏血"，指肝有贮藏血液、调节血量的功能。"肝主疏泄"，是指肝能调节气血津液的输布，通过调节脾胃的气机升降促进胆汁的分泌和排泄，促进食物消化吸收；调节情志，使情志舒畅，少生闷气，还能促进男性的排精和女性的排卵，改善男女生殖系统功

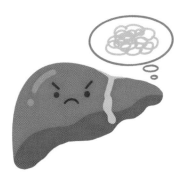

图 2-32　肝气郁结

能。如果肝血充足，人的爪甲红润有光泽；肝血不足，人则会出现爪甲色淡、枯黄的情况。肝气舒畅，则能协调其他脏器的功能，共同维持人皮肤的美态；肝气郁结（图 2-32），人则颜面气血失和，会出现黄褐斑。气血充盈本身可以起到美容的作用，反之则会出现面部皱纹、面色晦暗等。禤老身为地地道道的广东人，常推荐人食用花茶，如菊花、玫瑰花、茉莉花等。菊花能清肝明目广为人知，菊花在秋季开放，"肝火旺"就如同春天的野草疯长一样，凉爽的秋风一吹，野草就枯黄了，所以带有秋季肃杀之气的菊花能清肝火、明目，菊花煎水服或者用药汤熏眼可以治疗眼部疾患。很多凉茶常用菊花作为原料，肝火旺、咽干口燥之人问禤老吃什么好，禤老常将菊花、百合、银耳糖水推荐给他们。再如女性最爱的能疏肝美颜的玫瑰花，常用于泡茶，经前饮用，可通经镇痛，玫瑰花入血分，能活血化瘀，对黄褐斑也有治疗作用。怒则伤肝、怒则气上，发怒还容易诱发高血压、脑血管意外等疾病，因此，养肝养肤要制怒，适当户外多走动，以条达体内的抑郁之气，舒畅情志，使心情平静，减少怒气的产生。

5. 调肾与养肤

肾为先天之本，是五脏六腑精气生成的根本场所。肾精充沛则五脏气血旺盛，脏腑功能正常，使外在容颜不枯，肌肤丰盈柔滑。

肾气虚弱，便会导致肌肤晦暗无光泽，出现皱纹、黑眼圈、黄褐斑等。肾阳不足，水气上泛，人则会出现黑斑，未老先衰。在日常生活中，保养肾脏，要珍惜精气，节戒色欲，肾虚之人容易出现腰膝酸软、夜尿多、怕冷、阳痿早泄、易掉头发等，从而影响容貌。补肾中药中褚老最爱二至丸，即女贞子、墨旱莲（图2-33），两药分别在冬至和夏至采摘，故名二至丸，具有滋补肝肾、明目乌发的功效。现在年轻人熬夜多，容易耗伤阴血，眼睛干涩、头发油腻、脱发，是肝肾阴血亏虚而虚火旺的表现，服用二至丸能养阴清热又补益肝肾。另一个便是水陆二仙丹，即金樱子、芡实（图2-34），芡实生长在水中，而金樱子则长于山上，一在水而一在陆，故名水陆二仙丹。金樱子可固阴治脱、补中益气、补五脏、养气血，善理梦遗滑精、崩漏、吐血等疾患，是固阴养阴之佳品。芡实具有补肾益脾、祛湿止泻、固肾涩精的功效，两药配伍，能使肾气得补、精关自固，从而遗精、遗尿、带下蠲除。膳食上褚老喜用黑木耳、枸杞子炖乌鸡，木耳富含胶质和丰富的铁元素，有滋养阴分、宁血、止血的作用；乌鸡是女性的恩物，善养阴分，人们熟悉的著名的乌鸡白凤丸便是补气养血、调经止带的代表，乌鸡有"滋补胜甲鱼，养伤赛白鸽，养颜如珍珠"的美誉；黑色属水入肾，鸡属木类通肝，能调动肾中的精华，化生气血，为人体所用，故能补益肝肾；枸杞子，相信很多人熬夜之后都懂得用枸杞子泡茶喝，枸杞子具有滋肾、润肺、补肝、明目的功效，能治疗肝肾阴亏、腰膝酸软、头晕、目眩、目昏多泪、虚劳咳嗽、消渴、遗精等疾患，故木耳枸杞子炖乌鸡总体可以补益肝肾，是美味佳肴中的补益之品，深受人喜爱。

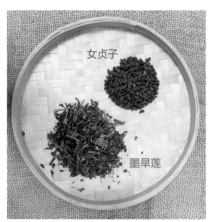
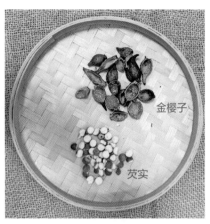

图 2-33　女贞子、墨旱莲　　　　　图 2-34　金樱子、芡实

　　在美容盛行的今天，中医养肤美肤有它的自然优势，被许多人所接受和青睐。中医讲究整体观，一个人阴阳平衡、脏腑协调、气血旺盛，则肤色红润有光泽、肌肉丰满、皮毛荣润。

十二、
按摩保健能美容美体

　　按摩是中国古代的一种养生保健与治疗的方法，具有通畅气血、祛病延年的作用。禤老虽已八十多岁，但仍面色红润、步态稳健、声如洪钟、精神矍铄、思维敏锐，仍然活跃在工作岗位上。禤老擅长养生，他主张养"心"尤为重要，主张以按摩导引、强身健体以养心，禤老常传授患者几种在日常生活中养"心"护"心"的方法。其一是按摩神门。神门是一个很好的保健穴，对于心悸、失眠等症状具有很好的治疗作用，禤老教患者在睡前用拇指按摩神门，顺时针按摩 30 下，再逆时针按摩 30 下，双手交替进行。此外，也可以用手掌或鱼际按摩心脏部位，禤老还常将王不留行籽贴在手少阴心经循行穴位处，时不时按压，起到刺激穴位、促进得气的作用。此外，禤老还经常早起去空气清新的地方做扩胸运动、慢跑、散步、打太极等以强身健体。另外，禤老常指导大家练习美容美体按摩健身操，使运动与穴位按摩相结合，达到有病治疗、无病保健的作用，操作时配合柔和的音乐节奏练习（图 2-35）。

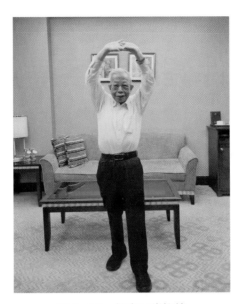

图 2-35　禤老日常锻炼

1. 头部按摩

姿势：直立位，足跟踮起，跟着节奏（可选择四分之一拍子的歌曲，下同）足跟着地。

梳发：双手五指自然微张弯曲，跟着节奏从额部、太阳穴往后梳头，8 次。

头部叩法：双手五指自然微张弯曲，跟着节奏用指腹叩击头部的经络穴位——百会、四神聪等。

2. 耳部按摩

姿势：直立位，足跟踮起，跟着节奏足跟着地。

耳部按摩：双手示指在耳道转圈（顺逆时针均可），然后抽出，20 次。

耳部按放：双手手掌按压耳部，然后放开，20 次。

耳轮搓揉：双手握拳，拇指和示指搓揉耳轮，20 次。

3. 面部按摩

姿势：直立位，足跟跷起，跟着节奏足跟着地。

面部上提摩法：从嘴角开始，往上提摩至额角，10 次。

面部拍打法：跟着节奏轻轻拍打面部，10 次。

下颌提拉法：双手以虎口处接触下颌往上提拉。

苹果肌上提法：以双手虎口处接触苹果肌下缘，往上提。

4. 颈部按摩

姿势：直立位，足跟跷起，跟着节奏足跟着地。

颈部上提：双手交叉，左手按摩右侧颈部肌肤，右手按摩左侧颈部肌肤，双手轮换从颈部由下往上提拉肌肤。

揉按风池：双手示指、中指揉按风池（图 2-36）。

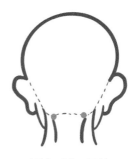

图 2-36　风池

摇头：左右摇头，拉伸颈部侧部肌肉，可以配合侧弯腰。

5. 躯干部按摩

姿势：双足分开与肩等宽，跟着节奏屈膝。

拍胸部：双手交替随节奏从两侧由上往下、由外向内拍打胸部穴位，20 次。

拍腹部：双手交替随节奏从两侧由上往下、由外向内拍打腹部穴位，20 次。

拍背部：双手交叉往后轮换拍打背部穴位，20 次。

6. 手部按摩

姿势：双足分开与肩等宽，跟着节奏屈膝。

手部抓法：双手往前伸直，用上臂的力量稳定，手指抓伸，手臂伸缩，来回各 20 次。

手部敲法：双手握拳，敲打手腕伸侧、屈侧穴位合谷、后溪（图 2-37、图 2-38）；一手握拳，一手张开，敲打劳宫（图 2-39）。

手部叉法：双手张开，虎口交叉，十指交叉按摩八邪（图 2-40），各 10 次。

手部搓法：双手合十，手掌搓手掌，手掌搓手背，各 10 次。

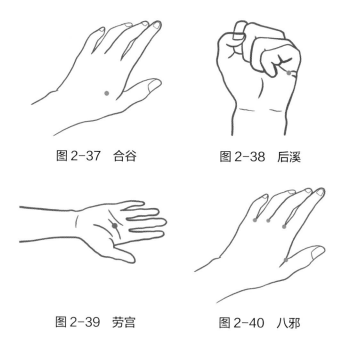

图 2-37　合谷　　　　　图 2-38　后溪

图 2-39　劳宫　　　　　图 2-40　八邪

7. 下肢按摩

姿势：双足分开与肩等宽，跟着节奏屈膝。双手下垂，拍打下肢外侧，20 次。

姿势：弯腰，一侧下肢微曲，另一侧伸直。

下肢拍法：双手拍打三阴交（图 2-41）、足三里。

下肢揉搓法：双手合抱下肢，揉搓肌肉。

8. 放松

全身放松，抖动 2 分钟，按摩保健结束。

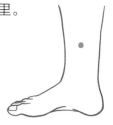

图 2-41　三阴交

十三、
岭南湿地护肤有道

岭南地区气候湿热，气候意义上的四季划分不明显，夏长冬暖。外界环境阳热亢盛，人在这种炎热的环境下劳作起居，终年"腠理汗出"，易损伤人体津气，又易形成气阴两虚的体质。岭南地域不仅气候炎热，且湿润多雨。岭南人喜食鱼虾螺蚝等多湿阴柔之品，尤喜生食，贪饮生冷，故易损肠胃；岭南人养成了下午茶、夜茶（如潮汕有名的功夫茶）的习惯，久之则加重了脾胃的负担，进而损伤脾胃，使脾胃运化功能失调。岭南人喜喝清热解毒、祛湿消暑的凉茶，长期大量食用此类苦寒药物，会加重脾胃的损伤，故岭南人最常见脾胃病证，且岭南人勤沐浴，长期湿热的气候环境和生活习俗影响人的脾胃运化功能，湿困脾胃而酿成湿热体质。

岭南湿热之地，岭南人常见黄腻或白腻的舌苔（图 2-42、图 2-43）、身体困倦、大便黏腻不畅或溏稀等症状，导致湿疹、痱子、脚癣、脂溢性皮炎、脱发等皮肤病。出现这种湿热体质，平时如何调理呢？禤老建议可以从如下几方面入手。

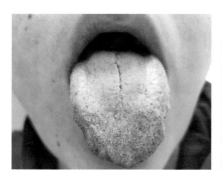
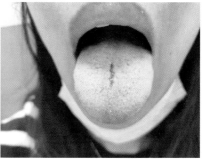

图 2-42　黄腻苔　　　　　　　图 2-43　白腻苔

1. 防外湿，顺应自然

炎热的夏天，很多人为贪得一时之快，长期处于空调环境中，可能带来外邪（图 2-44）。因此处在这些环境中的人需要适时外出活动，离开空调环境，给身体一个顺应自然的机会。居室内的空气新鲜、光线充足、洁净卫生对于养生来说很重要，能种草养花更好，花草令人赏心悦目，有益于身心健康，减少疾病。

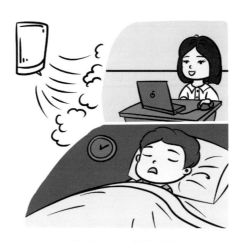

图 2-44　空调环境

2. 防内湿，健脾是关键

脾胃为中部枢纽，运化水谷精微，为气血生化之源。脾喜燥恶湿，脾虚则湿浊生，湿浊困脾，又常影响脾之运化功能，故治疗脾虚证常配合祛湿之法。如经常吃雪糕或喝冰水、冰啤酒等，会影响脾胃运化，出现反酸、胃痛等症状，甚至导致胃炎、胃溃疡等疾病，生冷之品损伤脾胃阳气，助湿邪，让人体正气受损。日常养生保健，多注意这些生活细节，固护人体正气，正所谓"正气存内，邪不可干"。

禤老尤重调脾胃祛湿。甘味药入脾经，有益气健中、补养脾胃之功效。甘味性温者有补气助阳之功效，如太子参、沙参、黄芪、白术、山药、白扁豆、甘草（炙）、大枣等，适用于以脾胃气虚为主的病证。对于脾虚生湿以致湿盛的患者，可配茯苓、猪苓、泽泻、薏苡仁等淡渗利水之品，使水湿去而脾运得健。禤老常言"利湿即健脾"即是此意。禤老特别指出，即使对于脾胃湿热蕴结者，苦寒清热亦不可以多用，中病即止，以免苦寒太过伤及脾胃。另外，禤老还说，"忧思伤脾，保持情志舒畅也很关键"，所以禤老常说要多笑，笑一笑十年少，笑是人类与生俱来的本能，不仅能缓解压力、驱散烦恼，还能延年益寿。笑是一种免费药物，对身体健康大有益处。笑能增强人体的免疫力和抗病能力。

3. 适当运动排汗

适当进行有氧运动，像散步、慢跑、骑自行车等，通过排汗带走湿气，加快新陈代谢，动一动，血液流动性会加快，体内毒素跟湿气会伴随着汗液排出身体（图2-45）。

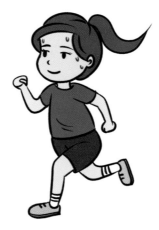

图2-45　运动

4. 拔火罐和穴位按摩

拔火罐可以逐寒祛湿、疏通经络、祛除瘀滞，调整人体的阴阳平衡，解除疲劳、增强体质，从而达到扶正祛邪、治愈疾病的目的。因此，拔火罐具有一定的祛湿效果，但并不是所有的湿都可以通过拔火罐来去除，其对外湿和寒湿之邪效果相对较好，内湿和湿热之邪还是需要内调的。再如还可以通过穴位按摩，以健脾祛湿，平常空闲时间多按摩足三里或仰卧于床上，以脐为中心，顺时针方向用手掌旋转按摩腹部数十次，促进脾胃运化，也能起到保健作用。

5. 食疗和药膳

岭南人患病的病因，湿邪为首，当地医家称之为湿气。湿为阴邪，重浊黏滞，容易损脾困阳。岭南当地人很多都懂得煲祛湿茶来清热祛湿。禤老也常通过食疗和药膳来达到祛湿的目的。

上焦湿热的人常出现面部油腻、头油多、面部长暗疮、舌苔黄腻等。广东民间常饮的五花茶（金银花、菊花、木棉花、鸡蛋花、槐花）（图 2-46）是花类清热利湿配方的代表，具有清热解毒、消暑去湿等功效。禤老推崇的南扁豆花，可以加入五花茶中，使茶饮更为甘香而利于芳香化湿。

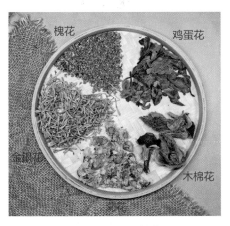

图 2-46　五花茶

中焦湿热的人易出现胃口不佳，大便黏腻溏稀，容易腹痛、腹泻，大便排不净感，苔腻等。广东的祛湿茶常用藿香、砂仁、绵茵陈、布渣叶、陈皮、荷叶、蒲公英，既可防中焦气机呆滞、内湿未除又添食滞之变，又能芳香醒脾、防滋腻壅滞、助湿生痰、闭涩气机，诸药合用能清热祛湿。禤老常喜用布渣叶（图 2-47），有清热消滞、利湿退黄、化痰的功效。岭南地区民间常用布渣叶煎茶做夏季饮料，有很好的解"热气"的作用。褥老常将布渣叶用于痤疮、脂溢性皮炎、湿疹皮炎、荨麻疹等患者，其味甘淡，能祛湿热而无苦寒败胃之弊，还能健脾燥湿和胃，特别适合脾胃功能弱而又畏惧苦药的小儿。

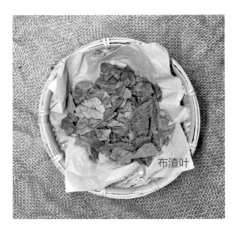

图2-47　布渣叶

下焦湿热的人易出现小便黄赤热湿，量少不利，自觉外阴潮湿或生股癣等。常用的祛湿茶是土茯苓、赤小豆、车前草、积雪草、田基黄，这些药材能解毒除湿、通利水道，使水湿下泄。广东人常煲草龟土茯苓汤，具有安神、清热、祛湿解毒、健脾益肾的功效，特别适合夏季以及体内湿气比较重的人喝。草龟非常有营养，含有丰富的蛋白质、矿物质，食用它能增强人体免疫力、祛除体内湿气，且对于身上长疮毒的人都有很好的效果。

褥老还推荐五指毛桃白术猪骨汤。五指毛桃，别名五爪龙，是岭南地区常用的中药材，主要功效为健脾补肺、益气化湿

（图 2-48）。因五指毛桃功效与黄芪相似，故有南芪的别称。然五指毛桃性平，无黄芪"壮火"之弊，更切合岭南地区患者多热多湿、湿热互结的体质。五指毛桃补而不峻，符合"少火生气"的特点。白术具有补气健脾、燥湿利水、止汗的功效。二者合用，健脾益气化湿之功效显著。五指毛桃白术猪骨汤味香可口，适合脾气虚之人平日食用。

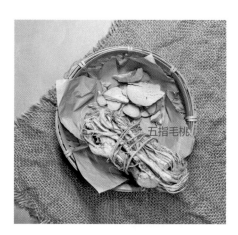

图 2-48　五指毛桃

十四、
说说养肤药膳

食物和药物都源于自然，所谓"药食同源"，有不少植物既可作为食物，又有一定的药用价值，可药可食之物人们更容易接受、易于坚持。下面介绍几种褶老推荐的药膳，希望有助于大家养肤、美肤。

1. 春季

春暖花开，天地间以生发之气为主，中医认为春季属木，在脏属肝，肝同样属木，如同草木一般，肝有着"喜条达、恶抑郁"的特性，在天人相应理论中，肝气也在春季变得旺盛，所以春季养肝事半功倍。疏通气机、使之畅达的疏泄功能是肝的重要生理功能，养肝需要特别关注、养护肝脏的疏泄功能，生活中须格外注意调畅情志。

春季，不仅百草发芽，也是百病发作的季节，容易发生过敏性疾病，如哮喘、荨麻疹、鼻炎、湿疹等，人体容易感受风邪，出现感冒。人要顺应春季的气候特点，选择疏泄清散的食物，酸入肝、甜入脾，多食酸不利于春天阳气生发和肝气疏泄，反而会使肝气更旺，对脾胃造成伤害，故适量增加甜味食物，以防肝气过亢；保养脾脏，少吃肥甘厚味，宜吃升散之品，达疏肝之效，以顺应人体的"抒发"之气。春季多风，很多人会出现口舌干燥、大便燥结、咽喉肿痛等诸多上火症状，多见唇炎、湿疹、脂溢性皮炎等皮肤疾患。此时，禤老认为可以进食甘淡之品，如山药薏米芡实蜂蜜薄荷粥，山药、薏米、芡实是常用的健脾的药食同源之品，加入蜂蜜能润风燥；薄荷能健脾疏肝，加入适量的薄荷清香沁脾。皮肤瘙痒可以食用防风粥，防风、山药、小米适量煮粥，加入红糖、葱和薄荷调味，防风能祛风止痒，山药、小米健脾，薄荷解风邪又疏肝，正顺应春季的特点（图 2-49）。

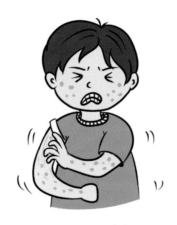

图 2-49　瘙痒

2. 夏季

夏季暑邪盛行，又有湿邪的重着黏滞。人们常表现为暑热、胸痞、身重、苔腻、脉濡等湿邪中阻症状，宜以解暑利湿及养阴益气为主。

夏季气候炎热，人出汗多，容易丢失水分、矿物质等，所选食物宜补充营养物质和水分。进食宜选清淡、易消化、清暑祛湿之品，不要贪得一时凉快而常进食冰冻之品损伤脾胃，引起消化系统疾病。所以夏季既要健脾祛湿又要固护阴液。夏季炎热，人容易出现夏季皮炎、丘疹性荨麻疹、皮肤癣病、日光性皮炎、唇炎等皮肤疾患，临床上患者就诊完毕，褵老常常介绍他们进食茯苓、莲子、芡实、山药、扁豆、薏米煲骨头汤，甘淡可口，甘淡入脾。夏季在脏属心，心属火，褵老建议食用莲子要带莲子心，以清心火。另外，广东五花茶（金银花、菊花、槐花、木棉花、鸡蛋花）也适宜于夏季湿热偏重者（图 2-50）。夏季出汗多容易耗伤津液，出现嘴唇干燥、咽干、口渴、疲乏、尿少等症状，这时可以食用粉葛猪骨汤，粉葛即葛根，具有升阳、解肌、生津的功效，最能升发脾胃清阳之气，犹如抽水机把地下水往上抽灌溉干枯、炽热的土地，葛根生津液正适合夏季煲汤食用。

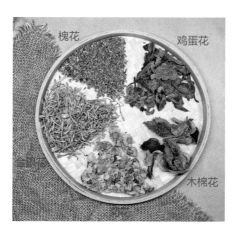

图 2-50　五花茶

3. 秋季

秋季阴气渐长，万物成熟，天晴雨少，燥邪当令，主要的气候特点是干燥，人们在秋季开始觉得皮肤干燥脱屑、嘴唇干裂。秋季在脏属肺，应以滋阴润燥、养肺平补为主，宜多食甘润养阴之品以及蔬菜瓜果类食物，避免伤及机体阴液，慎食辛辣煎烤之物。

秋季常见瘙痒症、脂溢性皮炎、银屑病、特应性皮炎等皮肤疾患。禤老推荐一款养生润肤方——沙参玉竹猪皮汤。该方从《伤寒论》猪肤汤化裁而来，有清心润肺、和胃护肤的功效，组成为：北沙参、玉竹、麦冬、陈皮、猪皮，先煮猪皮，熬至烂熟，再加入前四味药，汤液煎至适量，用盐调味即可食用（图2-51）。诸品合用有清心润肺、和胃护肤的作用，清补又不腻，尤其适合皮肤干燥无华之人食用。药食同源是中医提出的一种独特理论，沙参、麦冬、玉竹这3种药物合用具有滋阴解燥、养阴生津、润肺的功效，加上陈

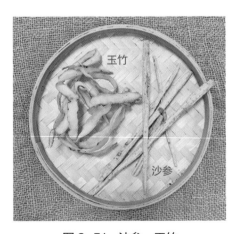

图 2-51　沙参、玉竹

皮可健脾、化痰以及猪皮能滋阴润燥、利咽和脾，并能养颜美容，药食共用具有清心润肺、和胃护肤的功效。对于皮肤有干燥瘙痒表现的人，如瘙痒症、鱼鳞病、干燥综合征、特应性皮炎、眼干燥症等均可食用，尤其是伴随咳嗽痰多、嗳气反酸、口干舌燥、虚烦不眠、面部色斑等表现，均可作为美容养颜、润燥养肤的选择。

4. 冬季

冬季天气寒冷，寒为阴邪，易伤阳气。食物选择宜以甘润养阴、温补助阳、平补肺肾为主。冬季在脏属肾，当滋养肾精，宜食用温补滋养之品，慎食寒凉及过于辛燥之物，以免伤阳或滋生内燥。当冬季出现脱发，伴有烦躁失眠、潮热盗汗时，褚老推荐牡蛎水鸭汤（牡蛎壳、茯苓、生姜、水鸭）。牡蛎味咸，能入肾，有补肾作用，牡蛎为"血肉有情之品"，有滋补阴血的作用，阴血足，皮肤便有光泽、细腻，故牡蛎能美容养颜。牡蛎还能潜阳安神，水鸭能滋阴补虚，茯苓能健脾安神，中医认为脱发核心病机是肝肾不足，故食用牡蛎水鸭汤对脱发伴失眠有帮助。对脱发伴夜尿多、怕冷、月经量少者，褚老推荐覆盆子炖羊肉（覆盆子、当归、羊肉、姜、葱），覆盆子能益肾、固精、缩尿；当归为妇科良药，能补血调经；羊肉能温补脾肾、益气补血，故食用覆盆子炖羊肉对脱发伴夜尿多有帮助。

褚老强调，恰当地运用药膳，能祛病延年，但也要注意根据自己的体质选择合适的药膳，勿过量食用，必要时找正规中医调治，了解自己的体质，方能达到日常调养身体的目的。

十五、
春天防过敏性皮肤病

1. 什么是春季过敏

春季过敏属于季节性过敏的一种，特指在春季发生的各种过敏反应。比如皮肤出现脱皮现象，有刺痒感，突然发红、发痒；脸上出现较多痘痘，甚至具有强烈的干燥紧绷感；另外还会出现鼻塞、流鼻涕或打喷嚏，眼睛痒、眼睛发红，嗓子痛或嗓子痒，耳朵痒等症状（图2-52）。

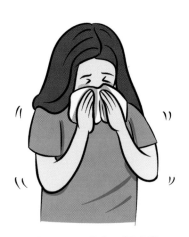

图2-52　鼻塞、打喷嚏

2. 春季过敏的原因

过敏是由于过敏体质加上接触过敏原导致过敏反应的发生。而春天正是百花盛开的季节，空气中过敏原增多——花粉、灰尘、飞扬的柳絮，对花粉、粉尘过敏的人很容易中招。并且春季紫外线强，气温不稳定，冷暖空气交替频繁，昼夜温差较大，很容易出现紫外线过敏，引起皮肤不适。除此之外，有些人因护肤品使用不当，过度清洁皮肤、过度去角质，皮肤屏障受损，从而出现过敏性皮炎。

褪老认为，春季过敏和风有关。春天风多，易侵袭腠理，而且春季阳气升发，天气转暖，毛孔张开，卫气不固的人更容易出现过敏反应。再加上昼夜温差大，所以风容易带着寒气侵袭皮肤，可能会导致过敏性荨麻疹、湿疹、皮炎。

3. 应该如何预防春季过敏

（1）在春季到来之前的1～2周，可以考虑开始使用抗过敏药物，这可以在很大程度上预防甚至减轻过敏症状。

（2）远离过敏原，避免或者减少与过敏原的接触，尽量待在房间里，外出活动时戴上防尘口罩；在室内环境中，尽量使用空气净化器；外出回来，睡觉前需要洗个澡，冲掉皮肤和头发上的花粉。

（3）在进行面部护理的时候，避免过度清洁肌肤，用温水洗脸以减少对肌肤的刺激，建议暂时不用化妆品。易过敏者可以使用专门针对敏感肌肤的面霜、保湿霜等护肤品，切记不可乱用药物，以减少过敏性皮炎的发生。

（4）洗澡时水温不要过高，并尽量少使用碱性洗浴用品；不要过度搔抓，以免造成皮肤损伤；衣着尤其是贴身衣物尽量以纯棉材料为主，从而避免化纤材料产生静电刺激皮肤；做好防晒，尽量避免阳光直射，除了使用防晒霜之外，还可以使用帽子、墨镜、遮阳伞等物理防护，减少紫外线伤害。

（5）平时注意适当锻炼身体，提高身体的抗病能力，合理作息，对预防春季过敏大有益处。

（6）饮食上不吃或少吃辛辣、海鲜等易致过敏的食物，多吃赤小豆、苹果、胡萝卜、菠菜、猕猴桃、黑木耳、大枣、薏苡仁、西红柿等食物，这些食物具有一定的滋阴祛风、抗过敏的作用。

西医认为过敏是由过敏原刺激身体，免疫系统产生变态反应造成的。一般对策是了解过敏原之后，就不要再接触它们。中医认为过敏原是导火索，究其根本原因，跟肺、脾、肾气虚有关。肺主皮毛，开窍于鼻，当肺气虚时，人的卫气就会不足，皮肤和鼻黏膜会最先敏锐地感受到外界刺激，很容易产生过敏性鼻炎和皮肤问题。而先天禀赋不足，肾气虚弱，后天的饮食不调，脾胃虚弱，免疫力低下等也是造成过敏的原因。

褚老在临床上常选用一些经验特色药物，而这些药物也可以作为食疗之品。褚老认为可适当吃黄芪、山药这类益气固表的食物。黄芪入脾、肺经，味甘，性微温，具有补气升阳、益气固表、托疮生肌的作用。过敏体质人群的免疫系统异于常人，有时会对无害物质进行攻击，从而导致过敏的发生。黄芪防过敏，主要是通过调节机体的免疫功能来实现的。临床上褚老经常应用玉屏风散的加减来治疗荨麻疹等过敏性疾病，玉屏风散中就有黄芪这味药（图2-53）。另外，过敏体质的人日常还可以用黄芪泡水代茶饮。

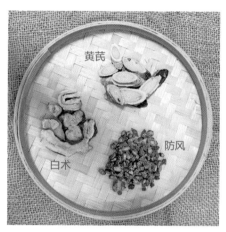

图2-53　黄芪、白术、防风

乌梅常见于治疗过敏性疾病的经典方中，名老中医祝谌予的"过敏煎"中即主用乌梅来治疗各类过敏疾病。乌梅作为收敛固涩的酸性药物，可以很好地收敛浮散的气机。很多过敏患者平时会流鼻涕、流眼泪，常年处于外表卫气发散、内里又少津液的状态。乌梅可以酸甘化阴，帮助这类人增加阴津，固涩外浮的卫气。

褚老告诫患者过敏反应预防重于治疗，过敏原防不胜防，只有改变体质，才能真正意义地预防过敏。日常应该加强运动锻炼以增强体质，肺功能增强了，往往能改善皮肤过敏、鼻炎等问题。

十六、
夏日护肤指南

　　夏季高温、高湿，皮肤油脂分泌旺盛。人皮肤的大部分皮脂来源于皮脂腺，皮脂腺丰富的部位，像前额、头皮、上背部，甚至可能达到 90%，少部分则在表皮细胞角化过程中形成。皮脂腺是皮肤的附属器，主要的功能就是分泌皮脂，它长得像个袋子，挂在毛囊导管上，分泌的油脂沿着毛囊导管到毛囊口周围的皮肤。

　　皮肤分泌油脂肯定有它必然的作用：油脂可以作为皮肤屏障组成部分，有保护皮肤细胞、防止水分蒸发、滋润皮肤等作用，但是当皮脂分泌过多，也会造成困扰。

　　男性比女性更容易出油，新生儿及老人皮脂腺功能不完善，分泌减少，而青春期因受到雄激素等性激素的影响，皮脂腺变大、多叶，分泌皮脂明显增多。所以青春期的青少年出油多，容易发生痤疮。当皮温升高 1℃，皮脂分泌量会同时上升 10%，所以夏季表面皮温有所升高后，皮脂分泌也会相应增加。夏季由于出汗多，皮肤表面湿润，皮脂在皮肤上的扩散速度也会明显加快，所以夏季皮肤会感觉油多，加之夏季阳光辐照量大，这成了一些皮肤疾病的罪魁祸首。

1. 皮肤癣病

手足癣（图2-54）、体股癣在沉寂了一段时间后都会选择在夏季卷土重来，尤其是一些患有基础性疾病（如糖尿病、心血管疾病）的老年人，常常在头面部出现难辨认的体癣。

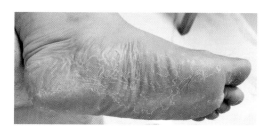

图 2-54　足癣

2. 汗疱疹

汗疱疹是指因汗腺分泌增多且排出不畅而引起手部深在的小水疱、丘疱疹，有时伴有瘙痒。这时候，洗手就是很讲究的一件事，如少用清洁剂，少接触洗涤用品，不要频繁洗手，防止对手部皮肤的进一步损伤，常涂润手霜保护皮肤屏障。

3. 丘疹性荨麻疹

又称虫咬皮炎（图2-55）。一般情况下，该疾病有自限性，不过度刺激2周左右可自愈。但如自己胡乱涂抹、拼命搔抓或用开水烫洗，不但会引起刺激，还可能加重病情，导致皮疹进一步的扩散。

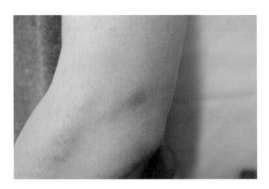

图 2-55   丘疹性荨麻疹

4. 日晒伤

日晒伤是夏季紫外线损伤的常见类型。尤其是在假期中，去海滩或景点游玩后，出现暴露部位的水肿红斑，3 ~ 5 天后蜕皮，部分患者还会留有明显的色素沉着（图 2-56）。

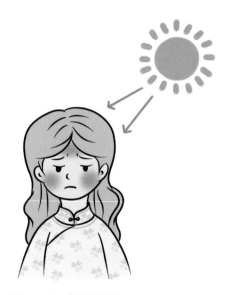

图 2-56   紫外线损伤

5. 夏季痤疮

由于过度的日光暴露，紫外线（UV）对皮肤毛囊的刺激，常引起夏季痤疮爆发。常见的不是那种红色有轻压痛的丘疹，而是隐在皮肤里面的那种小白头，也称为微粉刺。

所以，大家记住了，夏日护肤三部曲"清洁、保湿、防晒"三手都要抓。

（1）正确清洁皮肤：清洁是护肤的基础，不恰当清洁会对皮肤造成伤害，尤其是过度清洁可能破坏皮肤表面的正常菌群，损伤了皮肤的屏障功能，会降低皮肤抵御外来侵害的能力。

混油性、干性皮肤的人平时可以用温水洗脸，也可以用氨基酸洗面奶清洁皮肤，但不要过度干预，这样反而会影响皮肤屏障，造成敏感肌。频繁、多次地洗脸会过多地去除皮肤表面的皮脂，造成皮肤干燥，反而刺激皮脂腺的分泌，导致越洗越油的情况发生。如果是在油特别多的情况下，可以每天早晚各进行一次清洁，清洁结束后一定要使用补水保湿产品涂抹以保护皮肤。

（2）控油的关键是保湿：光控油不补水肌肤会外油内干，记得及时补水，做好皮肤保湿，夏季建议使用清爽型的补水产品。也可以选择补水保湿的护肤品，适当含有水杨酸、果酸、烟酰胺等成分，可减少出油。但注意这类护肤品同时会对皮肤有刺激作用，使用过程中要先试用并建立好耐受性，别一不小心造成皮肤接触性过敏。在空调房里待很长时间的话，建议使用加湿器维持室内湿度，也可以使用补水保湿产品来帮助皮肤保持湿润。

（3）防晒是重中之重：紫外线强度最大的季节是春末和夏季，尤其是上午 10 点到下午 4 点。室外活动要注意规避紫外线指数高的时段和地点，选择在树荫、建筑阴面活动。出门打伞，颜色越深或加有防晒涂层的太阳伞防晒效果好；衣服材料的密度越高、颜色越深防晒效果越好；帽子的帽檐边长最好在 7.5cm 以上，才有较好的防晒效果；墨镜的镜片要足够宽大，最好选购能覆盖全部紫外线的遮阳镜，镜片以深色为宜，但不宜影响视觉（图 2-57）。平时戴的防尘口罩、棉布口罩，以及常用的无纺布医用口罩，基本没有防晒效果。如果想用口罩防晒，至少满足几个条件：布料厚、颜色深，且用正规的防晒材料制作而成。长时间户外活动时，就算戴口罩也要涂防晒霜。

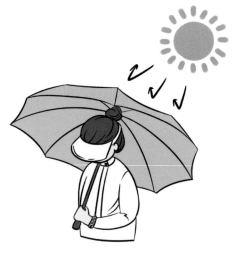

图 2-57　防晒

总之，穿上衣服、抹上防晒霜、戴上帽子，是防晒的三个必要行为。

　　如果想晒太阳又不晒黑怎么办？关键就在于时间的把控。这个把控包含两个含义：其一，晒太阳的时间点。上午 10 点前和下午 4 点后是晒太阳的最佳时间。这时候阳光中的紫外线比较弱，在温暖柔和的阳光下晒太阳，不仅能避免紫外线强光的伤害，还能促进新陈代谢。其二，晒太阳的时长，每次晒太阳的时间最好在 15～20 分钟。另外，不同的季节亦有不同的讲究，夏天的紫外线特别强，晒太阳一定要避开阳光强的时候，尤其是午后。秋冬季节晒太阳的时候一定要注意保暖，大风天尽量少晒太阳，以免受风寒侵扰。晒完太阳后，将双手搓热，轻轻按摩面部，可清心安神、舒缓疲劳。下午晒太阳时，可以让身体背对着阳光，也可以一边晒太阳一边拍打身体，帮助调理五脏气血。体质弱、高血压和心脏病患者以及小孩不能长时间晒太阳。因为小孩的皮肤比较娇嫩，晒太阳时间久的话，容易晒伤皮肤。晒完太阳后一定要多喝水，多吃新鲜的水果和蔬菜，这样可以补充必要的水分和维生素。

　　另外，不要穿白色衣服晒。白色衣服会将紫外线反射到脸上或裸露的胳膊上，皮肤很容易受到伤害，特别是在紫外线比较强的夏季。晒太阳时最好穿红色衣服，因为红色的辐射长波能迅速"吃"掉杀伤力比较强的短波紫外线。

　　对于出油特别多的油性皮肤的人，建议在生活中合理控制饮食，少吃辛辣油腻、甜食及淀粉类食物。

禤老告诫大家，夏季炎热容易出汗，血汗同源，故夏季注意不要过度运动，以免耗伤气血；还要注意不要太长时间处于空调环境中，要适应自然，平时要进行适当的有氧运动，少熬夜。以积极的心态面对生活，才可以拥有健康的皮肤、强壮的身体。

十七、

秋燥养肤有讲究

炎炎夏日终于退场，随之暗藏危机的秋季便带着丝丝凉意登场了。

对这一季节变化反应最明显的就是人的肌肤了，是不是发现肌肤开始变得更容易干燥、刺痒了？

为什么天气一干皮肤就痒？首先我们需要了解一个概念——皮肤屏障。

皮肤屏障由角质细胞、细胞间脂质和皮脂膜共同构成，角质细胞呈"砖墙结构"有序排列，和作为"灰浆"的细胞间脂质形成牢固的表皮结构，维系皮肤屏障，保证水分不流失。

而秋季因空气过于干燥，皮肤新陈代谢的速度降低了，皮脂分泌量大幅度减少，皮脂膜的形成受到影响，导致皮肤屏障功能不完整，使得其保湿、保护的功能明显下降。由此会造成皮肤水分丢失过多而导致皮肤干燥、干裂、细小鳞屑增多，常有针刺样、蚁爬样感觉，并因搔抓而出现抓痕、渗血，尤以双侧小腿多见（图 2-58）。

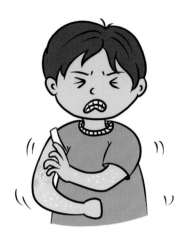

图 2-58　皮肤丢失水分

秋燥会对皮肤产生哪些影响？

1. 易干燥

秋季给人最显著的感受就是干，这个季节也是皮肤最容易干燥的时候。当皮肤缺水时，会变得干燥脆弱，肤色发黄、发暗。肌肤会失去弹性，容易长皱纹，加快皮肤的衰老。

2. 易过敏

秋季天气转凉，皮肤会受季节的影响，血管开始收缩。毛孔紧闭，皮脂腺分泌减弱，皮肤的水分也会随之减少，皮肤会因为缺少水分，干燥发痒，严重的还会引起过敏。皮脂膜受损会导致皮肤的抵抗力变差，对于外界的环境会非常敏感，容易起红疹、泛红等。

3. 生皱纹与色斑

由于秋燥，人体中的水分减少，会导致皮肤发黄、发暗，缺乏光泽，肌肤缺水也会导致其细胞干瘪，组织与组织之间的缝隙变大，皮肤不能及时吸收外部与体内的养分，弹性降低容易产生皱纹。如果此时没有积极调理的话，皮肤的真皮层也会大量缺水，从而出现皱纹横生、皮肤出现色斑的情况。（图 2-59）。

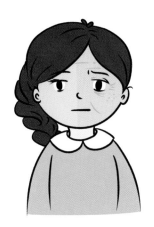

图 2-59　秋燥皮肤缺水

那么，在进入秋季的时候，到底该怎么做，才能够有效保护皮肤，避免出现一些皮肤问题呢？

1. 补水是首要

皮肤最表面的角质层通常保有 15% ~ 20% 的水分含量，当角质层含水量低于 10% 时，皮肤就会变得粗糙、暗淡、失去弹性。日常除了使用必备的补水产品外，还要多喝水，从体内开始补充水分。

皮肤的养护离不开保湿，保湿的目的是锁住肌肤水分，防止水分蒸发。不仅要从内部补水，外部也要同时进行，不要等到渴了才想着去喝水。除了白开水之外，还可以适当饮用一些绿茶、玫瑰花茶、乌龙茶等。既可以给身体补水，还有着保养皮肤的作用。

2. 注意饮食调整

在日常饮食中要适当多吃一些富含维生素、纤维素的食物，比如冬瓜、丝瓜、黄瓜、西红柿、莲藕、雪梨等。这些食物中所含有的维生素能够增强皮肤的弹性，起到抗氧化的作用；所含有的膳食纤维能够提高整体的消化、代谢和排毒功能，避免体内堆积过多的毒素而影响皮肤的健康。

3. 做好皮肤的清洁和保湿工作

在秋季，空气湿度降低，皮肤的皮脂分泌量不如夏季时旺盛，如果使用强效洁面产品会导致肌肤的屏障受损，皮脂膜被破坏，不仅肌肤变得干燥，还有可能引发一系列的问题。建议大家在秋季最好更换一款相对温和的洁面产品。另外，在洗脸时大家记得一定要用温水。在清洁完皮肤之后，选择一些温和的保湿水、保湿乳或者保湿霜对皮肤进行保湿，避免皮肤因过度缺水而出现一些问题。保湿的同时每日清晨双手按摩面部皮肤、肌肉，缓缓地顺着面部的肌肉、血管的走向（皱纹与肌肉走向成直角，按摩时与皱纹成直角就是顺着肌肉的走向，也就是说，若皱纹是横向的，就纵向按摩；若皱纹是纵向的，就横向按摩），从里向外（靠近人体正中线的为里）

进行按摩，促进面部血液循环，能起到保护皮肤的作用。

4. 防晒是重点

很多人都觉得，秋季阳光明显没有夏季强烈，不用防晒也没有关系。实际上夏季日头虽烈，但由于湿度大、云层厚，还能遮挡一部分紫外线，秋季阳光中含有大量的长波紫外线，更容易穿透肌肤，刺激黑色素产生，破坏胶原蛋白和弹力纤维。

并且，由于天气转凉，皮肤的新陈代谢开始变得缓慢，如果皮肤长时间暴露在紫外线下，仍会引起晒伤和日光性皮炎等，肌肤也会在不知不觉中出现黑斑与老化现象。除了物理性防晒，还可选用防晒系数（SPF）稍低的防晒霜，在外出前半小时使用即可。

总而言之，进入秋季之后，一旦出现秋燥，就会使皮肤过度干燥，很容易出现一系列的皮肤问题。所以在进入秋季时，一定要注意生活各方面的调整。除了以上 4 点之外，还要注意生活环境的调整，每天应开窗透气，让室外新鲜的空气流入，并且要注意室内干湿度的调节。

秋季主气为"燥"，燥易伤肺，"肺主皮毛"，肺脏出现问题，皮毛也无法滋养。《黄帝内经·素问·阴阳应象大论》云："燥胜则干"，故燥邪易引起皮肤的症状，如皮肤干燥、枯皱皲裂、毛发不荣。褥老认为秋燥之气侵入体内，先伤及肺，导致肺少滋养，因而通过中医辨证论治进行调理，用一些滋阴润肺的中药，如玉竹、麦冬、西洋参等滋阴养肺，从而润养肌肤。

另外可选择以下滋阴养肺的食物。

1. 梨

《本草纲目》中记载梨可"润肺凉心、消痰降火、解疮毒、酒毒"，每天1~2个梨可缓解体内燥热，有益健康。

2. 百合

百合富含黏液质及维生素，对皮肤细胞的新陈代谢有益，可以益气养颜。中医认为，百合味甘性微寒，能够入肺经，有助于润肺养阴、祛除燥热之气。

秋季沐浴后使用安全温和的润肤产品很有必要，最好是无香料、无防腐剂的身体乳，如白凡士林、尿素乳膏、维生素 E 软膏等。秋季可以适当减少洗澡次数，避免使用碱性肥皂。另外建议多喝水，每天早晚可冲服蜂蜜水，防止便秘。多吃瓜果蔬菜，不吃或少吃辛辣烧烤类食物等。

十八、
冬季润肤防疾病

腊月始、严冬至，进入冬季，人的皮肤也在悄悄地发生变化。皮肤中的毛细血管随气温的下降而开始收缩，血流减缓，体内器官的运转和代谢都相继放慢了速度。藏在皮肤内的汗腺和皮脂腺等也变得懒惰，提供的水分和油脂明显减少。此时，如果忘记或忽视皮肤的护理，那么瘙痒、干燥、脱屑等不适就会不约而至，引发皮肤问题，所以此时一定要及早做足功课，好好保护肌肤。

1. 手足皲裂

冬天寒冷，皮脂腺分泌减少，尤其手足部位，角质层相对较厚，缺乏皮脂保护的皮肤容易发生皲裂。同时，冬季气候干燥，皮肤水分少，缺乏弹性，皮肤屏障功能减弱。再加上一些老年人、鱼鳞病或角化症等患者，不注意保湿的情况下常易造成皮肤角层增厚，寒冷刺激下更易发生皮肤皲裂，导致原发皮肤病加重（图 2-60）。

手足皲裂既是一种独立的皮肤病，也是部分皮肤病的伴随症状，主要是由于汗腺分泌减少，角质增厚，失去弹性，皮肤受到外界刺激或损伤，手指、足跟、手脚掌侧等部位，易发生皲裂。手足皮

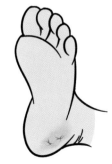

图 2-60　足皲裂

肤干燥、出现裂纹，常伴有疼痛，甚至出血，情况严重时会影响生活、工作和学习。

防治措施：天冷要防寒，寒冷干燥是导致手足皲裂的主要原因，防寒保暖对预防手足皲裂十分重要。劳作时戴手套，洗手避免使用碱性过强的肥皂或其他洗涤剂，冬天用温水浸泡手足后，应及时擦干，涂抹润肤霜并注意保暖。

手足皲裂病程长或病情易反复，年老患者应该适当增加营养，如多吃猪肝、猪皮、羊肉、阿胶、鱼肝油丸等。注意饮食多样化，多吃富含维生素 A 的食物，如胡萝卜、豆类、绿叶蔬菜、鱼类、牛奶等，可以促使上皮细胞生长，防止皲裂。多吃蔬菜、水果还可使皮脂腺分泌量增加，减轻皮肤干燥及皲裂。如果发生手足皲裂，可用尿素软膏、水杨酸软膏等外用药物，还可在医生的指导下对症治疗。

2. 皮肤瘙痒

寒冷刺激易引发皮肤瘙痒，冬日人体防御病菌的能力相对较弱，更易受到细菌和真菌感染，导致皮肤瘙痒；很多皮肤瘙痒症由于皮脂分泌减少、皮肤干燥而发生，老年人居多。

普通的皮肤瘙痒多由皮肤干燥造成，可在医生的指导下口服鱼肝油丸、多维元素片等，或用一些不含激素且有润肤作用的外用药。保持皮肤湿润，保持克制，不要抓挠。忌使用含皂基的清洁品，沐浴后使用保湿、润肤产品；在饮食方面，宜清淡饮食，忌吃辛辣刺激的食物，多吃新鲜的蔬菜、水果，多喝水；穿着要注意透气、柔软，选择棉质面料；如果是比较严重的瘙痒和明显的大范围皮疹，或是皮肤出现红肿、溃疡、渗液等皮炎症状，必须经过专业医生的诊断、指导，不要随意自行使用一些含激素的外用药膏。因为激素类药物需在医生的指导下正确使用，一旦长期使用很有可能会发生涂药部位皮肤症状异常，如继发感染、毛细血管扩张、激素性皮炎等副作用。

褃老强调，不少老人在秋冬季节会出现皮肤瘙痒加重，不能因为皮肤瘙痒难忍而自行服用抗过敏药，建议就诊或者针对上述诱因纠正不良生活习惯，才是治痒的根本。

3. 冬季皮炎

冬季皮炎又称乏脂性皮炎，主要原因是冬季气候干燥，皮肤表面油脂分泌减少；另外，冬天洗澡过于频繁，并外用碱性较强的肥皂或者沐浴露，或喜欢用烫水洗澡，导致皮肤表面毛细血管扩张，体表水分蒸发增多，加重了皮肤的干燥程度，皮肤进而出现细小鳞屑，严重时可见碎瓷器样裂纹，尤以小腿胫前明显。皮肤干燥脱屑后会刺激痒觉神经，从而引发瘙痒症状，并因搔抓而出现抓痕、渗血。尤其是老年人，由于皮脂腺分泌功能开始退化，或婴幼儿的皮脂腺分泌功能尚未健全，因此他们就成了冬季皮炎的主要受害者。

洗澡时，水温不宜过高，以不超过 42℃ 为佳。洗澡的次数不宜过频，一般 1 周洗 1～2 次即可。避免使用碱性过强的肥皂，选择一些具有保湿功效的、温和的沐浴露，洗完后最好给身体抹一些润肤露。饮食上要注意避免辛辣的食物，并忌酒。多吃些蔬菜、水果，适当补充水分。症状较重时可服用氯雷他定片、马来酸氯苯那敏等抗过敏药物进行治疗。

4. 银屑病

冬季是银屑病高发季节，多由于换季感冒、上呼吸道感染以及皮肤干燥等因素引起、加重或复发。

进入冬季，银屑病患者应该抓住时机坚持规范治疗，要注意天气变化适时添衣，注意预防感冒和上呼吸道感染。学习银屑病相关知识或咨询专业医生，做好饮食调养，适当运动，加强皮肤保湿，同时要注重情绪调节，如果病情加重，一定要及时到医院就诊。

5. 冻疮

冻疮是指机体长期暴露于寒冷、潮湿环境中，导致末梢部位出现局限性、淤血性、炎症性皮肤病。肢体末梢血液循环不良、缺乏运动、手足多汗、营养不良、贫血、鞋袜过紧等均可加重本病。由于寒冷潮湿引起体温调节中枢失常，局部皮肤血管痉挛性收缩，患处血液循环受阻，导致组织细胞缺氧受损、释放炎性介质等，引起毛细血管扩张、血管渗透性增加，局部静脉回流障碍。从而在皮肤上形成紫红色水肿性红斑或结节，多伴有疼痛、肿胀和瘙痒，重症时可出现脱皮、出血、水疱和溃疡等，是冬季常见的皮肤病（图2-61）。

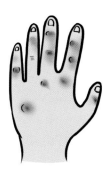

图 2-61 冻疮

　　注意防寒保暖，避免久坐，快走、跳绳等可促进血液循环，消除末梢循环不良，增强耐寒能力。冬季外出应减少在湿冷环境中暴露的时间，注意肢体保暖；不要穿过紧的鞋袜，以免挤压而影响血液循环；适当补充维生素 A、维生素 C、矿物质等，合理饮食，保证蛋白质的足够摄入；如出现冻疮，需要缓慢复温，忌用烤火或取暖器、烫水等剧烈加热措施复温，局部治疗可在医生的指导下使用软膏，也可以采用物理治疗，如红外线等。禁用冷水浴、用雪搓、捶打等方法。

下篇
裯老的治肤之道

一、
治肤总则

　　每个人一生都会遭遇至少一次的皮肤病，除了不适感，皮肤病还会影响患者的外观，真是难受又难看，部分严重的皮肤病甚至会危及生命。关于皮肤病的治疗，禤老在长期的临床实践中形成了自己的治肤之道。

1. "中""和"为道，皮肤康健

　　不偏不倚之谓中。中者，和也，"中"是平衡、调和，治病、养生都要执"中"。禤老在长期临床中形成了"平调阴阳，治病之宗"的学术思想，阴阳平衡，白病个生。禤老认为人之所以有病，是人体的阴阳不平衡导致的，通过治疗达到阴阳平衡则疾病痊愈，对于皮肤的顽疾、痼疾，禤老认为是肾之阴阳失衡所致。肾在内，皮肤在外，皮肤的生理功能与肾阴、肾阳有着密切的关系，皮肤受先天之阴的濡养、受先天之阳的温煦，方可温润而有光泽，发挥其正常的生理功能。若肾阴、肾阳虚衰，皮肤易变得冰凉、硬化、干燥，并出现色素沉着。皮肤疾患多与肾有关，比如硬皮病、冻疮、雷诺病、寒冷性荨麻疹等，多与肾阳虚相关；痤疮、脂溢性皮炎、斑秃、贝赫切特综合征等，则多与肾阴虚相关。各种皮肤疾病的后期，常与肾阴阳两虚相关。因此禤老创立了补肾八法，让肾之阴阳平衡，达到中和状态，使皮肤健康。

2. 身心和谐，饮食调和

养生是中医的一大特色，2 000 多年前的《黄帝内经》就提出了"上医治未病"的理念。褶老年逾八旬，为人和蔼，心态平和，即使工作繁忙也依然面带笑容，保持着年轻的心态；他常说，心态平和也就容易健康。由于皮肤病反反复复，容易导致忧郁、烦躁等不良情绪，因此，褶老强调在治病的同时也要调养患者的心理。

皮肤的保养在于日常，清水护肤，适度规律的清洗以保持皮肤的清洁是褶老的养肤、护肤秘诀；科学饮水，保持对身体水分的补充，很少饮酒且不喝浓茶；同时保证足够的睡眠。

褶老通过观察岭南地区百姓的生活习惯，提倡可配合食疗来治肤，以"用食干疴，适情遣病"为指导理念，在治疗皮肤病时配以相应的食疗方，如痤疮、脂溢性皮炎中医辨证属肾阴不足、相火偏旺者，可用养阴的女贞子、墨旱莲煲泥鳅来吃；特应性皮炎、湿疹等导致皮肤干燥者，可用沙参、麦冬、玉竹煲猪皮来吃，以养阴护肤。对于不同年龄段的人，性别不同，褶老也提出养生方式需要各异，如儿童期应多食易消化、清淡的食物，不要给太大的精神压力，对孩子态度一定要柔和等，无不体现出褶老对通过日常养生来治肤的重视。

二、儿童皮肤从脾养

　　禤老曾讲过这样一个故事，某天一位妈妈带着小孩走进了诊室，原以为是小孩患了什么皮肤疾病，然而这位妈妈告诉禤老孩子是因为发热来的。禤老不解，询问这位妈妈，小孩子发热为何不带去儿科或内科就诊，反而来皮肤科寻医。没想到此时小孩子自行回答禤老说："我喜欢喝禤爷爷的药。"小孩这么说，是因为禤老在为患儿开药时，考虑到小儿喂药困难，处方尽量选择一些有效且味甘平之药，让汤药服用起来更容易被患儿接受。此话一出，逗得禤老及诊室其他人都哈哈大笑起来（图3-1）。

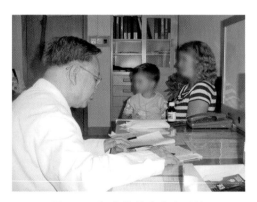

图 3-1　禤老为儿童患者看诊

　　儿童正常的皮肤看起来白白嫩嫩，非常饱满，仿佛剥了壳的鸡蛋一样无瑕，小脸蛋摸起来圆润光滑，捏一捏也是十分 Q 弹，相信很多人看到可爱的小孩都忍不住上去稀罕一番（图 3-2）。但是，儿童的皮肤也非常容易受到伤害，因儿童的皮薄敏感，屏障功能差，同时儿童身体处于初始发育阶段，免疫力低下，容易受外界影响而诱发皮肤病，如特应性皮炎、湿疹、荨麻疹等。俗话说，"教育要从娃娃抓起"，养皮肤也不例外，尤其是父母或家族成员中有过敏性疾病史的儿童，更要从小就开始注重对孩子皮肤进行调养，才能让孩子以后少受皮肤疾病的干扰。

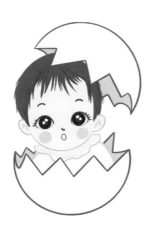

图 3-2　儿童皮肤娇嫩

1. 儿童养肤从何入手

明代儿科名医万全，根据钱乙的五脏虚实证治，提出儿童"肝常有余，脾常不足；肾常虚；心常有余，肺常不足。"褶老认为儿童处于生长发育的高峰期，生长力旺盛，所需的水谷精微物质多，脾胃却娇嫩虚弱，加上儿童控制力差，脾胃之气容易紊乱失调，则易发皮肤病。故褶老指出，要解决儿童的皮肤问题，最根本的就是固护脾胃，脾胃功能正常就是对儿童养成好皮肤最大的帮助。由此可见，要想养好儿童皮肤，其根本就在于养脾。

2. 脾与皮肤的关系

在中医理论中，脾的主要生理功能是主运化。脾主运化是指能消化饮食，吸收其中的精微物质和水液，将其消化后再转输到心肺并输布到全身，而精微物质和水液也都是濡养皮肤所需要的营养物质。如果脾的运化功能异常，吃进去的东西运化不了，营养吸收得就少了，那么相应的就会出现皮肤萎黄、头发没有光泽、免疫力低下、易生病等情况。人们常说，一个人的面部皮肤气血能体现其身体健康与否，而气血与皮肤之间的关系在《黄帝内经·灵枢·邪气脏腑病形》中也有精辟的阐述："十二经脉，三百六十五络，其血气皆上注于面而走空窍。"也就是说，经络把气血精微物质输送到皮肤，皮肤得养则红润；气血运行正常，濡养皮肤，则皮肤水润有光泽。如果气血生成不足或运行障碍，皮肤则暗淡无光或萎黄、肌肤干燥。人出生后，生命的维持及其所需气血津液等营养物质的产生，都是依赖于脾运化所化生的水谷精微，故称脾为"后天之本""气血生化之源"，所以，脾的运化功能是否正常与皮肤的好坏紧密相关。小儿由于其生理特性——先天脾不足，所以后期调补脾胃就显得尤为重要。

3. 内调以养脾

禤老认为儿童多属稚阴稚阳之体，易虚易实，易寒易热，不宜给儿童食用太过寒凉及太过补益的食物，儿童应多食易消化、清淡的食物，例如山药、小米、薏苡仁、茯苓、苹果、南瓜、大枣、牛肉、鲈鱼等都可以起到补脾养脾的作用。《本草纲目》中描述山药为："益肾气，健脾胃，止泄痢，化痰涎，润皮毛。"能补脾胃、生津益肺，平时可以适当食用，熬山药粥或者制成山药泥都可以。小米容易消化，但建议不要选择特别精细的小米，仅脱壳的小米即可，因为其外层营养丰富，含有膳食纤维等成分，能促进胃肠蠕动。茯苓利水渗湿、健脾益胃，可以煮粥、煲汤时加入，也可以用来泡水喝。水果中，苹果是不错的选择，味道酸甜可口，还能健脾益胃、生津润燥，而且含有丰富的维生素，能增强机体的抵抗力。南瓜能补中益气，平时可用于熬粥或煮汤，有利于维持胃肠道的正常功能。大枣味甘性温，有调理脾胃虚弱、气虚不足等作用，可在煲汤时加入少许，或直接泡水喝，但不可一次性生食过多的大枣，以免造成腹泻、饱胀感等。炒香的食物也多具有健脾功能，因为香味入脾、香可醒脾、香可燥湿，也可以让脾舒畅，例如在给脾失健运的患儿开具处方时，通常会加入炒麦芽、炒山楂、炒六神曲等消食导滞、健脾和胃的药物。家长应牢记，给儿童吃东西勿过于生冷，如冷饮、凉水、寒性水果等，会损伤脾阳，导致脾健运功能失调。

4. 按摩穴位以健脾

除平时的饮食调护，褟老认为按摩导引也能起到很好的健脾效果（图 3-3 ～ 图 3-6）。①补脾经：脾经位于拇指桡侧面（即大拇指外侧），从指尖推向指根，可健脾和胃、促进消化，一般 5 分钟左右。②运八卦：这是一个环状穴，以孩子掌心为圆心，以圆心到中指指根 2/3 的距离为半径，顺时针画圆，内八卦就在圆圈上，可宽胸理气、行滞消食，平衡阴阳表里，5 分钟左右为宜。③掐四缝：四缝位于示指、中指、无名指、小指第一指间关节处，掐按四缝可消宿食、化积滞。④摩腹：以肚脐为中心，顺时针按摩腹部，可健脾和胃、促消化，10 分钟左右即可。⑤捏脊：双手提捏儿童脊柱旁开 1.5 寸处，从尾骨开始，自下而上到颈椎 5～8 遍，能起到能消食导滞、促进儿童气血运行、改善脏腑功能以及增强机体抗病能力等作用。⑥按摩足三里：足三里位于膝盖骨外侧凹陷下四指宽处，可健脾和胃，能增加小儿机体免疫力。

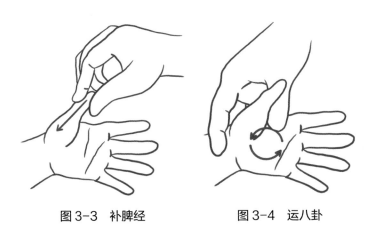

图 3-3　补脾经　　　　　图 3-4　运八卦

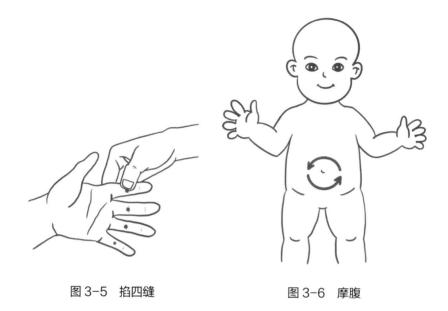

图 3-5　掐四缝　　　　　图 3-6　摩腹

5. 日常调护不可忽视

　　儿童仅靠皮肤表面的一层天然酸性保护膜来保护皮肤，以防细菌感染。褯老强调家长应尽量让孩子避开粉尘、空气污染严重的环境。勿过度沐浴清洁，不可用碱性洗护用品清洗，以免破坏保护膜使皮肤屏障受损，应选择中性的、在清洗后能在皮肤上留下天然保护膜并能保留水分的洗护用品。

三、
老人皮肤从肾养

对于老人容貌的形容，大多类似"老人那饱经风霜的脸上，布满了深深的皱纹，两只小小的眼睛有点浑浊，皮肤皱巴巴的，使他的脸像树皮一样粗糙。"确实，日常生活中见到的老人大都是形体佝偻、皮肤偏暗黑且干燥无光泽的，与婴幼儿水润、有光泽的皮肤形成了鲜明的对比。当然，这是正常的人体变化过程，每个人都会经历长大、变老，这是无法改变的。但是，变老的速度是可以减缓的，我们听说过有的人一夜之间好像老了几十岁，也听说过有的人几十年过去了却没有什么变化。那如何延迟衰老、尽可能保持青春呢？请接着往下看。

1. 肾气的重要性

《黄帝内经·素问·上古天真论》曰："女子七岁，肾气盛，齿更发长……三七肾气平均，故真牙生而长极……丈夫八岁，肾气实，髮长齿更。二八肾气盛，天癸至，精气溢泻，阴阳和，故能有子。三八肾气平均，筋骨劲强，故真牙生而长极……五八肾气衰，发堕齿槁……七八肝气衰，筋不能动，天癸竭，精少，肾脏衰，形体皆极。八八则齿发去……"体现了肾气与人体生长、健康、衰老都息息相关（图3-7）。中医认为肾为先天之本，主生长发育。也就是说人的生长发育过程，主要依靠肾中精气及其阴精与阳气的作用。中壮年时肾气充盛，五脏六腑功能正常，气血津液充分，保证人体精力充沛、容光焕发。中年以至老年时期，肾中精气日渐减少，五脏六腑的功能日益减退，供应给人体的营养物质减少，就会出现脱发、耳聋、皱纹等。

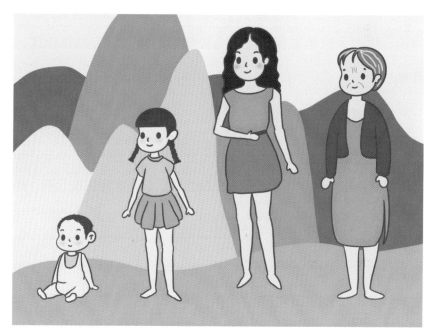

图 3-7　人走向衰老的成长过程

2. 皮肤与肾关系密切

"肺主皮毛"，皮肤与肺关系密切。但基于肾与五脏的关系，肾的盛衰直接影响到肺的盛衰，皮肤的生理功能与肾阴、肾阳也有着密切的关系。皮肤受先天之阴濡之、先天之阳煦之，则红润而有光泽；若肾阴、肾阳虚衰则皮肤冰凉、萎缩、硬化、干燥或出现色素沉着等，且皮肤开合的功能失调，外邪则易长驱直入传脏传腑，进而化火、化风、致湿、致痰、致瘀，或导致更多病变，且肾之阴阳虚衰，人体正气难以激发，病邪难去，往往致病久缠绵难愈。也正如现代名医赵锡武所说："人体年老而衰者，由于肾脏之精涸不续于诸脏之故。"因此，肾虚是皮肤衰老的根源，也是人体衰老的根本原因。故老人想尽量保持皮肤为较年轻的状态，首先要补肾、养肾。

3. 饮食养肾保青春

中医强调药食同源，因此很多食物可以有效地补肾，禤老常用黑木耳、枸杞子炖乌鸡，因为木耳富含胶质，有丰富的铁元素，能滋阴、宁血止血；乌鸡色黑入肾，且鸡属木通肝，能调动肾中精气，化生气血，补益肝肾。枸杞子可用于泡水或煲汤，有滋肾、润肺、补肝、明目的功效。也可用山药入汤，能健脾养胃、补肾固精，对老人或小儿都有好处。羊肉归脾肾经，能益气补虚、补肾壮阳、温中暖下，对于肾阳虚的老人来说是很不错的选择，且做法多样，涮、炒、煲汤等皆可。海参是一种海产品，能补肾养血，且海参中有较多的胶原蛋白，经常食用可延缓衰老。对于患者，禤老根据自己多年的临床实践，运用补肾法力克顽疾，总结禤老的补肾法思想，名之曰"补肾八法"，不同患者予以相应的补肾法，临床疗效显著。

4. 外调法温养肾气

①艾灸：艾灸有温经散寒、扶阳固脱等功效，经常艾灸能够防病保健，调动人体正气。艾灸可以放大穴位应有的疗效。补肾推荐肾俞（腰部第二腰椎棘突下，左右旁开 1.5 寸）、命门（腰部第二腰椎棘突下凹陷中，后正中线上）（图 3-8）、涌泉（位于人体的足底，屈足蜷趾时前脚掌最凹陷中，当足底第 2、第 3 趾趾缝纹头端与足跟连线的前 1/3 与后 2/3 交点凹陷处）。以从上往下的顺序艾灸各穴位 10 ~ 20 分钟，以起到补肾壮阳、强腰利水、益肾清心的作用。②按摩腰部：腰为肾之府，搓腰也是补肾的方法之一，可搓热掌心置于腰部，上下按摩腰部至有热感，点按或轻轻拍打腰部穴位如肾俞、志室等，此外按摩腰部还能缓解肾亏所致的腰肌劳损、腰酸背痛等症状。③护好双脚：做好足底保暖是养肾的好方法，睡前泡脚，同时按压涌泉（图 3-9）可以养肾又安神，此外，褚老还提倡睡前按一按足三里、内关（图 3-10）等穴位，可以很好地调理脾胃、补中益气、养肾安神。④适当运动、睡眠充足：确保充足的睡眠，拥有足够的精力，加上适当的锻炼，可以使人的脏腑功能更好地发挥。褚老年逾八旬，也一直坚持早睡早起，确保 6 小时的睡眠，并且坚持锻炼，提前出门步行至车站，等车的时候也不闲着，慢步走一走，活动一下手脚；晚间慢步走走，遇到刮风、下雨等恶劣天气，则改为在室内慢步走 0.5 ~ 1 小时，因此褚老虽已年迈但精力充沛，是值得学习的榜样。

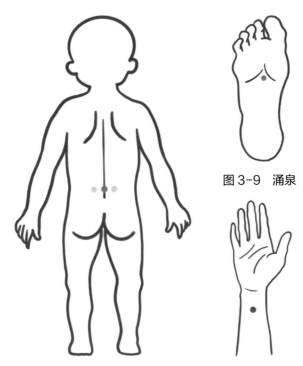

图 3-9　涌泉

图 3-8　肾俞（黄点）、命门（红色）　图 3-10　内关

四、
女性皮肤从肝养

　　每位女性都想保持青春靓丽，做肤如凝脂、面如白玉的女神。然而，岁月不饶人，25 岁以后人的肌肤便开始走下坡路，胶原蛋白流失，滋生细纹。为了逆龄抗衰，女性各出奇招，多种护肤美妆产品轮番使用，然而这样的美却像阳光下的泡沫，美丽、温柔却脆弱。想要拥有好气色，素颜亦自信，那就要好好掌握褚老的女性养肝治肤方法。

1. 肝为女子之先天，想要治肤需调肝

　　褚老认为女性想要养出好皮肤，一定要学会养肝。俗话说"肝衰先上脸"，好皮肤需要肝血的濡养。肝的功能失调，皮肤问题也会显现。清代著名医家叶天士在《临证指南医案》中指出"女子以肝为先天"。女性经、带、胎、产功能正常与肝密切相关。肝主藏血，为经血之源，是女性月经来潮的重要保证。肝血充足，注于冲脉。"冲为血海"，冲脉之血上行可化生为乳汁，下行可化生为经血。《黄帝内经·灵枢》中指出了肝经的循行部位（图 3-11），肝经其中一条分支上入鼻咽部，连接于眼睛，上出于额头，与督脉会于头顶。肝经循行于面部，其所主病为"面尘，脱色"，可理解为现代的人的面色萎黄、色斑、白癜风等问题。

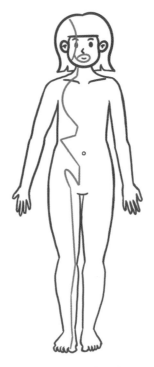

图 3-11 肝经循行

养肝调肝法是禤老治疗许多女性皮肤疾病的重要思路。人们俗称的"痘痘"即痤疮,与内分泌功能失调密切相关,部分女性患者痘痘常在经前加重、经后减轻,伴有月经不调症状。这部分患者,禤老常加入柴胡、香附以疏肝、理气、活血。且告诫患者少熬夜,保持乐观。

比如治疗黄褐斑,禤老认为与肝肾相关,肾水不足,肝木失养。肝失条达,则气血运行不畅,久则气滞血瘀于面。常以六味地黄丸治疗肝肾阴虚,兼加入疏肝、理气、活血之品。焦虑、抑郁等负面情绪会刺激促黑素细胞激素的释放,会使黄褐斑加重。又比如治疗白癜风,禤老喜从肝肾不足调治,对于因情志损伤加重病情或因白癜风致抑郁的患者，常加入调肝活血之品，如赤芍、鸡血藤、丹参等。白癜风有与情绪千丝万缕的联系，烦躁、抑郁、悲伤等不良情绪会使自身的免疫力下降，是白癜风发病的诱因之一。

2. 早睡舒心莫生气，护肝养肤需牢记

褚老建议每晚 11 点前入睡，按照中医经脉循行理论，子时即晚上 11 点至次日凌晨 1 点，是肝胆经气旺盛的时候。所谓"人卧血归于肝"，在晚上 11 点前入睡，是养肝血的最佳时间。肝胆互为表里，对于肌肤、毛发来说，保证充足的血液滋养是十分重要的。肝具有贮藏血液、调节血量的作用。如果"肝藏血"的功能失调，可出现面部色斑、脸色暗黄、痤疮。不仅如此，一些湿疹、疱疹、泛发性皮炎也与之有关。

另外，褚老认为想要护好肝，开心、舒心是关键。所谓"笑一笑，十年少"，好的肌肤需要肝气的调达。"肝属木，喜条达"，这是肝的生理特性。肝就像春天发芽的嫩枝一般，喜欢无拘无束地生长，当人郁郁寡欢的时候，肝气就像被困在笼子中，无法伸展。美国斯坦福大学的一项研究，将一些身心健康的青少年和经常受抑郁情绪困扰的女孩的身体细胞状态进行比较，发现抑郁女孩身体细胞的端粒长度比身心健康的同龄人明显要短，皮肤状态比同龄人老 6 岁。"生活不只是眼前的苟且，还有诗和远方"，眼前的生活虽然不尽如人意，但希望仍在，明天依旧。把太阳的温暖和风的温柔，装到心里，灌溉守护肝木，使自己青春常在。

　　禤老指出想要护好肝，要做到少生气、不乱发脾气（图3-12）。我们知道"怒伤肝"，肝郁气结容易产生黄褐斑等问题。一些皮肤疾病如白癜风、痤疮、荨麻疹也与情绪暴躁、过度刺激有关。生气会加快皮肤衰老，使内分泌失调，降低机体的新陈代谢。有些人发怒后，常感到肋下发闷、乳房疼痛、胃部不适。中医认为该现象为"肝气横逆，克犯脾土"。脾胃消化吸收功能减弱，久则面色萎黄，气血无生化之源。不仅如此，经常发怒也易加重高血压、冠心病，甚至导致脑卒中。

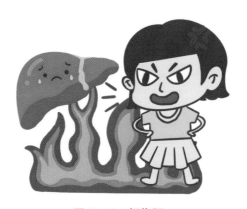

图3-12　怒伤肝

3. 药食同源养肝佳，女性常揉三阴交（图3-13）

　　日常生活中，有许多食物对肝有益处，比如木瓜、番茄、荔枝。木瓜肉可食率高，果实营养高、易吸收，含有许多的维生素C、木瓜酶、钙、钾、磷及矿物质，一些岭南特色药材，如素馨花（图3-14）、佛手，亦可煮茶或者加入汤中共煮。佛手味辛、苦，性温，禤老认为其具有疏肝理脾的功效，对于胁肋疼痛、腹胀满不适的人，尤为适合。结合中医取象比类法，认为佛手类似人的手指，如人手搔抓之态，可有理气止痒之效，适合用于皮炎、湿疹类疾病兼有肝气郁结的患者。素馨花味微苦，性平，归肝经。褟老认为其适合于肝气郁滞者，即常出现精神紧张、焦虑、情绪郁闷的人。不仅如此，素馨花花性趋上，尤其适用于头面部皮损，如黄褐斑、痤疮等。其具有美容养颜的效果，还可缓解肝损伤，具有降脂的功效。

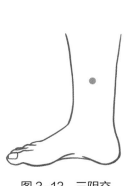
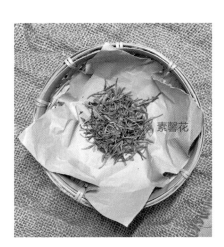

图 3-13　三阴交　　　　　图 3-14　素馨花

褟老喜嘱女性患者常揉按三阴交。三阴交对于女性来说尤其重要，不仅可调理妇科疾病，也是女性的"不老穴"。根据中医理论，三阴交是肝、脾、肾经的交会穴，常揉按则肝脾肾气血通畅，三经气血调和则先天之精旺盛、后天气血充足，可将体内水湿浊毒排出体外，恢复皮肤的光洁细腻。三阴交在脚踝的内侧，内踝尖上三寸，胫骨后缘。日常保健可每天用拇指揉按，先顺时针按揉 50 次，再逆时针 50 次，但须注意，孕妇不适宜按揉三阴交。

五、
祛除黄褐斑，
内调外治要恰当

黄褐斑常对称地分布于面颊部及颧部，多呈蝴蝶状，亦可见于额、鼻及口周。边界清楚，日晒后加深、加重，无自觉症状（图3-15）。黄褐斑中医称黧黑斑、面尘、肝斑。中医认为黄褐斑主要是与肝、脾、肾三脏有关，气血不能上荣于面为主要病机。

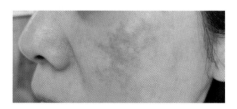

图 3-15　黄褐斑

黄褐斑是很多女性的烦恼，也是部分男性的烦恼，就连皮肤美容医生都认为它是个令人烦恼的色斑，因为在众多色斑中，它是最难缠的了，用激光治疗效果没有雀斑、老年斑、晒斑那么显著，且可能会"反黑"，真是棘手的损美性皮肤病！

有人说生完孩子后这黄褐斑就出来了，有人说还没结婚这黄褐斑就在了，有人说……黄褐斑产生的原因五花八门，最常见的是长期日光暴晒、化妆品、面部皮肤过度摩擦、激素水平紊乱、长期口服避孕药、妊娠、心情郁结等。西医缺乏十分有效的方法，物理治疗如激光美容又缺乏一定的安全性、有效性，所以治疗上要"飞机、大炮"一起上，中西医结合，内外结合才能显效。

治疗上，西医的常用方法是口服维生素 C、维生素 E、氨甲环酸、谷胱甘肽等，外用维 A 酸、氢醌霜、2%～4% 曲酸、15%～20% 壬二酸、复方熊果苷霜等，果酸等化学剥脱，美容激光等方法。其实不管是哪种方法，所需要的时间都很长，短则 3 个月，长则 1～2 年，在黄褐斑的治疗中都是很常见的，所以配合一些中药治疗往往能取得比较好的疗效。褚老认为肾水亏虚、水不养木、肝失条达、气滞血瘀于面则为黄褐斑；或肝气郁久化热，灼伤阴血致使颜面气血失和，出现黄褐斑；或肾阴亏虚，肾中虚火上炎，熏灼头面而成黄褐斑。以六味地黄丸为基础方进行加减，在辨证的基础上可加疏肝理气及活血化瘀解毒之药，如北沙参、百合、玫瑰花、山楂、冬瓜仁等。（图 3-16）。

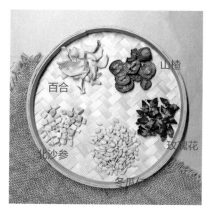

图 3-16　北沙参、百合、玫瑰花、山楂、冬瓜仁

1. 北沙参、百合

北沙参具有养阴清肺、益胃生津的功效。"肺主皮毛"，肺属"金"，脾胃属"土"，"培土能生金"，脾气旺则肺气足，肺气足则皮毛美，故禤老喜用北沙参治疗黄褐斑，常用较大量 15～30 克。百合味甘甜，性平和，既能润肺生津又能宁心安神，养颜美容，延缓衰老，另外还能通过降气而达到通大便、利小便的效果。"肺主皮毛""肺与大肠相表里"，皮肤好有赖于肠道通畅。百合可以做汤、做糖水，甚至可以用来炒。加入银耳一起煮糖水能起到美白、滋润皮肤的功效，银耳具有补气和胃、美容嫩肤的作用，故沙参百合银耳糖水也是非常适合黄褐斑患者食用的一道药膳，味甜可口，适合平常食用。

2. 玫瑰花、山楂

玫瑰花有理气解郁、和血散瘀的功效，长期食用美容效果甚佳。山楂具有健脾开胃、消食化滞、活血化瘀、降血脂、降血压的作用，很多女性长黄褐斑是因长期肝气郁结、气血不和、气滞血瘀，食用玫瑰花山楂茶能有一定的改善作用。

3. 冬瓜子

冬瓜子具有清肺化痰、消痈排脓、利湿的功效。冬瓜子是明代《普济方》中"七白膏"的主要药材，故冬瓜子和有美白祛斑、养颜润肌功效的白芷、白术、白芍、白茯苓、白及等中药研磨成细粉，凉开水调成糊状，即中药面膜，均匀涂于面部，能改善黄褐斑，但敏感肌肤者不宜使用。

褚老常提醒患者，黄褐斑很难在短期内消退，这是一场费时费力的战斗，治疗需要有耐心和恒心才能迎来美好的结果，应避免以下不当的行为。

（1）频繁医美：爱美之心人皆有之，很多人都觉得医美就是救星，可以实现冻龄、逆生长。医美太过频繁的话，皮肤屏障就耐受不了了。无论是果酸、激光还是注射美白针剂，都不能完全消除黄褐斑，黄褐斑还是需要内服药和外用药一起结合治疗。

（2）过度化妆和使用不明美白产品：化妆品和不明美白产品要达到一定的遮瑕、改变肤色的目的，自然是有各种各样的化学添加剂，这些对皮肤都有或多或少的刺激。如果每天从早到晚都带着厚厚的底妆，会破坏皮肤的屏障。而且长期接触化学添加剂有可能会加重色斑，适得其反。

（3）不注意防晒：紫外线 A 段（UVA）会晒老、紫外线 B 段 UVB 会晒黑，不论哪一个都是皮肤最大的杀手！选择合适的防晒方式才能使我们的皮肤减少损伤。

黄褐斑患者建议在正规医院耐心接受治疗，否则欲速则不达。

六、
带状疱疹，早治是关键

患了蛇缠腰，痛得会要命

有一种痛，叫带状疱疹

带状疱疹的痛，堪称"会呼吸的痛"

…………

　　带状疱疹，又称蛇串疮、缠腰火丹、蛇缠腰等（图 3-17）。提起带状疱疹，大多数人想到的就是"痛"，那么它一定会痛吗？为什么那么痛？得了带状疱疹又该如何治疗呢？

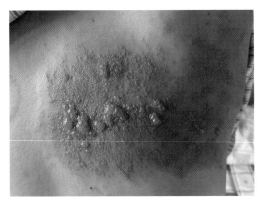

图 3-17　带状疱疹

1. 带状疱疹是什么？为什么会得带状疱疹

带状疱疹是潜伏在体内的水痘 - 带状疱疹病毒（VZV）被激活所引起的病毒性皮肤病。VZV 的初次感染一般引发水痘，水痘痊愈后，这种病毒会转移至背根神经节细胞中"潜伏"起来，任何时候都可能"苏醒"从而导致带状疱疹的发生。中医则认为本病可因情志内伤，肝郁化火，外溢皮肤而发；或饮食劳倦，脾胃失健，湿热内生，复感毒邪，致使热毒蕴积肌肤而成；或年老体弱，气血不足，复伤于湿热火毒，致使气血凝滞，经络瘀阻，疼痛剧烈，病程迁延。

大部分带状疱疹患者首先出现局部皮肤疼痛、敏感或瘙痒的前驱症状，随后在疼痛区域出现红斑基础上的群簇水疱。疼痛和水疱一般只出现于身体的左半侧或右半侧，但有时也会越过中线同时出现在左半侧和右半侧。所有身体部位均有可能出现症状，但躯干最为常见，其次是面部。除了疼痛和皮疹之外，带状疱疹患者还可能出现继发性的细菌感染、脑膜炎、肺炎等并发症。如果累及面部的三叉神经眼支，也可能会出现结膜炎、巩膜炎、角膜炎等，严重时还可能影响视力。如果累及面部的面神经膝状神经节，则可能会出现耳痛、味觉缺失、听力丧失等皮肤外症状。值得注意的是，带状疱疹不仅在发病时引起疼痛，在皮疹消退后还能留有带状疱疹后神经痛后遗症，主要表现为痛觉过敏。随着患者年龄的增长，带状疱疹后神经痛的发病率会逐渐升高，严重程度也会逐渐增强。

那么，得了带状疱疹为什么那么痛？因为在其发作期间，VZV会在发病的背根神经节中持续复制并引起神经的炎症和坏死，而神经的炎症和坏死可以导致严重的神经痛。当累及感觉神经时，这种疼痛甚至可以比拟心肌梗死、急腹症或牙痛。

既然带状疱疹的发生是VZV"苏醒"所致，那这种情况什么时候会发生呢？总体而言，有水痘感染史的人群有20%的概率发生带状疱疹，而免疫抑制人群发生带状疱疹的概率可以高达50%且症状通常更严重。其他危险因素还包括心理和身体压力、使用托法替尼或蛋白酶抑制剂等。也就是说，病毒接触和免疫力下降是带状疱疹发生的主要原因。

2. 带状疱疹怎么治

带状疱疹，早治是关键。在水疱初发的72小时内进行抗病毒治疗可以明显缩短病程、减轻疼痛并降低后遗症的发生概率，常用的抗病毒药物为阿昔洛韦、泛昔洛韦和伐昔洛韦。针对带状疱疹后神经痛，加巴喷丁等三环类抗抑郁药可以有效减轻痛感。总体而言，西医以抗病毒、消炎、镇痛、预防并发症为治疗原则。

中西医结合治疗可以明显提高疗效，尤其是中医外治法。带状疱疹初期以火针围刺受累部位可以明显减轻疼痛，口服龙胆泻肝汤、桃红四物汤等清热利湿、行气活血类方药可以解毒镇痛。后期应用火针也可以明显改善带状疱疹后神经痛，方药则以益气养血、扶正为主，增强免疫力。另外，三黄洗剂、复方黄柏液等外用药物的应用也可以有效改善症状，缩短病程。

褚老认为，湿热内蕴、感受邪毒为本病的基本病机，治疗的重点则在于清热利湿、解毒镇痛。自拟的带状疱疹水痘验方（薏苡仁、牛蒡子、白芍、三七、鸡内金等）在辨证论治的基础上加减应用于急性期带状疱疹，疗效非常满意，必要时还可以加用延胡索、川楝子、郁金等疏肝行气镇痛类药物以增强镇痛效力。在外治法方面，褚老常用入地金牛酊湿敷患处以达行气镇痛、活血散瘀、祛风通络之功，再配以针灸、火罐等疗法。

因此，针对带状疱疹的治疗，早期治疗、内外兼治、中西结合，可以最大程度缩短病程、减轻症状、降低后遗症发生概率。

3. 得了带状疱疹应该注意什么

带状疱疹的疱液具有一定的传染性，有 15% 的概率传染给日常接触的易患病人群。因此，带状疱疹患者应尽量避免自行刺破水疱并尽早就医，除了减少传染机会外，还可以避免继发性细菌感染等并发症的发生。

在治疗期间，应注意休息、规律作息并保持心情舒畅以提高机体免疫力、缩短病程。还应尽量保持患处干燥、清洁，切忌使用热水烫洗患处。贴身衣物应尽量柔软宽松，以减少对患处的摩擦和由此产生的疼痛和敏感。

在饮食上，应尽量清淡，忌食辛辣与肥甘厚味，以免积热助邪，必要时还可选用药膳辅助治疗。禤老常用的药膳如下：①薏米粥，薏苡仁 30～60g，加大米适量煮粥，适当调味，甜咸均可。可以用于各种证型的带状疱疹，更适用于脾胃湿热型。②马齿苋粥，马齿苋 100～120g，洗净，切成小段，加大米适量煮成稀粥，略加食盐调味。可以用于带状疱疹肝经湿热证或脾胃湿热证。③苤根炖猪蹄，苤草根 60g，猪蹄 1 只，黄酒 100ml，同入瓦锅中，加水适量，文火炖至猪蹄熟烂，1 日内分 2 次食用。可以用于各种证型的带状疱疹，更适用于疼痛明显者。④三七木瓜酒，15g 三七和 35g 木瓜放入 500ml 白酒中，加盖密封，浸泡 15 天后，每天少量取饮。可以用于带状疱疹后遗症尤其是疼痛明显者。

七、
青春痘的攻略

　　长青春痘的人其实不一定"青春"，通常认为只有处于青春期的人才会长青春痘，其实 35% 的女性和 20% 的男性在 30 多岁时会长痘，甚至 26% 的女性和 12% 的男性在 40 多岁时也会长痘。不过，青春痘确实在 12 ～ 24 岁的年轻人群中发病率最高，约有 85%，可以说是相当普遍了。

1. 青春痘是什么？为什么会长痘

　　青春痘的学名为痤疮，更确切来说是寻常型痤疮。之所以分得这么细，是因为除了寻常型痤疮，还有暴发性痤疮、新生儿痤疮等多种痤疮亚型，而这些亚型的发病机制与寻常型痤疮并不相同。不过在没有特指的情况下，说到痤疮一般默认为寻常型痤疮（图 3-18 ）。

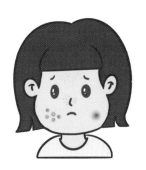

图 3-18　痤疮皮损特征

　　寻常型痤疮是发生于毛囊皮脂腺慢性炎症性疾病，好发于皮脂腺分泌旺盛的面部、背部、前胸等处。也就是说，容易出油的地方，也容易长痘。痤疮皮损根据临床表现可以分为炎性皮损和非炎性皮损。非炎性皮损指的是粉刺，是直径 1mm 大小的肤色丘疹，不伴红斑。俗称的"黑头"是开放性粉刺，可见明显扩张的毛囊开口，毛囊开口被脱落的角蛋白填充，因黑色素沉积、脂质氧化而呈黑色。"白头"是闭合性粉刺，无明显毛囊开口。炎性皮损指的是炎性丘疹、脓疱、结节和囊肿，炎性丘疹的直径为 1～5mm 不等，脓疱大小基本一致，结节是伴有明显压痛的硬结，囊肿通常较大，因其内含脓液和血性液体而触之有波动感。粉刺、炎性丘疹、脓疱等皮损常同时存在，严重时还可融合成片。另外，痘坑和痘印所带来的烦恼可能比长痘还要多，毕竟长痘只是一时的，痘坑和痘印却会存在很久（图 3-19）。因此，痤疮导致的瘢痕形成、炎症后红斑和色素沉着也是不容忽视的问题。

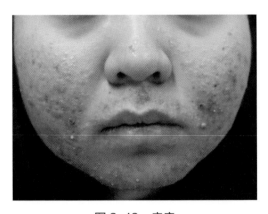

图 3-19　痤疮

痤疮的发生可能与遗传有关，重度痤疮患者通常都有痤疮家族史。除遗传外，更广为人知的是饮食对痤疮的影响，目前认为牛奶、咖啡、茶、甜食、辛辣油腻等饮食可能会引发或加重痤疮。另外，熬夜、精神压力大等也可能是痤疮的诱发因素。现代医学认为，痤疮的发病机制主要与各种因素引起的皮脂分泌增多有关，皮脂分泌增多可以导致毛囊皮脂腺导管的过度角化并堵塞皮脂排泄通道，皮脂排泄通道的堵塞又为毛囊内寄生的痤疮丙酸杆菌、马拉色菌、表皮葡萄球菌等细菌的增殖提供了物质基础和环境，最终产生不同程度的炎症反应。

中医学称痤疮为粉刺或肺风粉刺，病因包括汗出当风、酒后冷水洗面、颜面受寒等。中医认为痤疮是肺经风热、湿热内蕴、肺胃热邪上熏头面所致，久而痰瘀互结，出现结节、囊肿以及瘢痕。其病机包括素体阳热旺盛，热蕴肺经，复受风邪，熏蒸面部；或过食肥甘厚味、辛辣之品，致使湿热内蕴，上蒸颜面；或脾胃失健，湿浊内停，郁久化热，炼津成痰，湿热痰瘀凝滞颜面肌肤。褐老则认为痤疮是素体肾阴不足，相火过旺，肺胃血热上熏面部所致。

2. 青春痘该怎么治疗

轻、中度痤疮以外用药物为主，中、重度痤疮则在外用药物之外尚需系统药物治疗。目前治疗痤疮的外用药首选维 A 酸类药物，如阿达帕林、他扎罗汀等，这类药物可以调节毛囊角化、预防和溶解粉刺、抗炎，还可以增加抗菌药物对皮脂腺的渗透度，从而增强联合用药的疗效。过氧化苯甲酰是治疗痤疮的首选抗菌药物，可以有效减少痤疮丙酸杆菌的定植且无耐药风险。口服异维 A 酸可以减少 90% 的皮脂分泌，是目前已知的唯一一种可以对痤疮全部 4 种发病途径均产生影响的药物，通常用于中、重度痤疮患者的治疗。口服抗生素通常与维 A 酸类或过氧化苯甲酰联合应用。避孕药和螺内酯作为抗雄激素药物可以减少皮脂分泌，是治疗女性患者的常用药物。此外，目前痤疮治疗中还有多种有效的辅助疗法，红蓝光可以消炎、淡化痘印，点阵激光可以通过轻度热损伤改善肤质和瘢痕，而刷酸（又称化学剥脱术，是一种化学换肤术，即将化学制剂涂在皮肤表面，导致皮肤可控性损伤后促进新皮肤再生）可以溶解粉刺、缩小毛孔。

然而维 A 酸类药物和抗菌药物通常并不能彻底治愈痤疮，用药产生的局部皮肤刺激、口舌干燥等不良反应患者有时也难以耐受，而中医药治疗痤疮具有疗效显著、灵活、全面等优势。岭南为湿热之地，岭南人工作紧张，熬夜多，更易耗伤肾阴，以致相火过旺。30 ~ 50 岁的患者屡见不鲜。禤老认为痤疮的发病除与肺胃血热有关外，其根本原因在于素体肾阴不足，肾之阴阳平衡失调和天癸相火过旺，因此常用滋肾泻火、凉血解毒之法治疗痤疮，其自拟的消痤汤在实际应用中具有良好的临床疗效。总体而言，中西结合、内外兼治常能取得良好的治疗效果。

3. 长了青春痘应该注意什么

痤疮作为普遍发生的损容性皮肤病，一直是护肤领域的热门话题。目前网络上充斥着大量与痤疮相关的护肤产品和工具，真假、好坏难辨，而及时就医、接受规范的治疗、遵医嘱用药是痤疮患者的不二之选。

饮食上，痤疮患者应尽量少食牛奶、咖啡、茶、甜食等可能诱发或加重痤疮的食物，注意饮食清淡、有节。日常生活中，应尽量避免熬夜、长期接触电脑、暴晒等，保证大便通畅。注意面部皮肤的清洁、保湿，应选择温水或合适的洁面产品以去除皮肤表面多余油脂，同时也应避免过度清洁以防损伤表皮屏障。切忌自行挤压、挑破，以免发生搔抓炎性皮损，以防病灶加深，必要时应由医护人员行粉刺挑除术。

八、
脱发、白发，中医有治法

　　"令人头秃"是形容某件事很难、很麻烦、很棘手的流行用语，"发际线"是 90 后手中攥得再紧也留不住的沙粒，"发量显得多"也变成了每一位爱美人士第一位要解决的问题。假发片、蓬松感、发根烫、植发……年轻人为了保住发量已经使尽浑身解数。很显然，脱发正在困扰越来越多的年轻人，同样"令人头秃"的还有白发（图 3-20）。

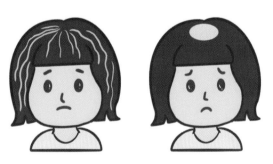

图 3-20　白发与脱发

1. 头发为什么会掉那么多？又为什么会变白

　　准确来说，不管你拽与不拽，头发每天都在掉，而且还不少，但同时也有头发在生长。一长一掉，基本持平，每天脱发 100 根以下基本都是正常的。不过如果某一段时间突然掉得明显多了，或者发量明显减少了，或者干脆秃了一块儿，那就需要引起重视了

（图 3-21）。一般情况下提到的病理性脱发指的是雄激素性脱发、休止期脱发和斑秃，除此之外，还有头癣、扁平苔藓等引起的继发性脱发和拔毛癖、压力性脱发等特殊类型的脱发。

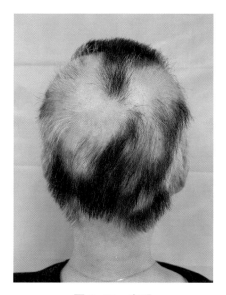

图 3-21　斑秃

雄激素性脱发根据患者性别可以分为男性型脱发和女性型脱发，是一种头皮终毛特征性地转化为微小化毫毛而导致的雄激素依赖性、遗传性疾病。雄激素性脱发的特点是具有对称性和渐进性，并有其特定的脱发模式。女性型脱发的常见模式是弥漫性头顶区域中央变薄，同时保留额部发际线，随着脱发的加重，头顶区域形成"圣诞树"样外观。男性型脱发的常见模式是从前额两侧发际线开始，脱发区域逐渐向头顶部扩展、汇聚，发际线逐渐上移，最终基本仅有头部两侧和枕后的头发相对正常而形成 C 型外观。雄激素性脱发病变区域的头发会逐渐稀疏、纤细，新生头发也会越来越细、柔软无力、失去光泽，最终脱发区的皮肤会变得光滑或仅遗留少许毳毛，毛囊萎缩甚至消失。休止期脱发是因营养不良、精神压力、疾病等各种原因导致的休止期毛发异常增多，主要表现为头发稀疏。斑秃通常表现为突然出现的片状脱发，严重时包括头发在内的全身毛发均会脱落，目前认为可能与免疫功能异常有关。

中医学认为脱发与肾、血密切相关。雄激素性脱发是由脾胃湿热上壅，不能荣养头发，或血虚风燥，发根不固所致的。而斑秃是由脾胃失健、生化乏源、气血亏虚，或肝气郁结、气血瘀滞，或肝肾不足、精血亏虚所致的毛发不能荣养所致的。禤老对于脱发的病因、病机也持有基本一致的认识。

免疫失调、外伤、疾病等各种原因导致的色素减退可以导致头发变灰或变白，特点是正常的黑色毛发、灰发和白发共存。随年龄增长而出现的毛发色素减退是黑素干细胞维持缺陷导致的，而早年白发可能与遗传有关，也可能与甲亢、蛋白丢失、维生素 B_{12} 缺乏等后天原因有关。发为血之余，血藏于肝、生化于脾胃，而肾，其华在发。因此，中医学认为白发与肝、肾、脾胃、血有关，且以虚证为主，饮食或起居不慎、先天禀赋不足、情志抑郁等均有可能导致白发。

2. 脱发、白发怎么治

由于毛囊的萎缩和消失，雄激素性脱发患者脱落的头发很难再生，而休止期脱发和斑秃的脱发是可以再生的，因为毛囊仍旧完好。外用米诺地尔和口服非那雄胺是治疗雄激素性脱发的常用方法，植发也是较为有效的方法。休止期脱发的预后良好，脱落的头发可以完全再生，其治疗要点是消除诱因，也应注意可能与其共存的雄激素性脱发。斑秃有可能自行好转但病程难料，治疗方法多样，包括局部激素、米诺地尔、刺激剂等不同药物的单独或组合使用。而针对白发，中医辨证论治可能更有优势。

中医药治疗脱发可以有效减缓脱发进程甚至促进毛发再生和生长。对于雄激素性脱发，中医治疗一般以健脾祛湿、养血祛风为原则进行辨证论治。对于斑秃，则以疏肝活血、益气养血、滋补肝肾为主。通常还会搭配外治法加强疗效，如生姜片、辣椒酊等药物的局部外用，梅花针弹刺风池、百会、四神聪等穴位（图 3-22 ）。白发的治疗以内服汤药为主，多用滋补肝肾、益气养血、疏肝理气类方药随证治之。

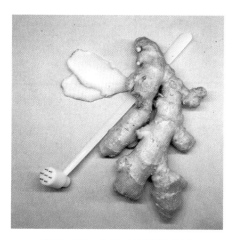

图 3-22　生姜片搭配梅花针

禤老治疗脱发以平补肝肾、养血生发为总则，常以二至丸和六味地黄丸为基础方辨证论治，在具体用药方面也有独到的见解，如加用松针和蒲公英。松针有生毛发的作用，其形似头发，以形补形；而蒲公英中含有的肌醇也有促进毛发生长的作用。禤老结合中西医理念总结出的脱发验方，在长期的临床实际应用中具有良好的治疗效果。

3. 怎样才能阻止脱发、白发

如前所述，脱发和白发有很多病因和发病机制，早期治疗、明确诊断对延缓进程、减少脱发的重要性是不言而喻的。

饮食上，应尽量避免肥甘厚味、辛辣油腻的食物，多食蔬菜、水果，清淡饮食，养成良好的饮食习惯。生活上，应保持良好的作息规律以保证良好的睡眠质量，及时疏解不良情绪和压力。应注意避免频繁洗头和使用强碱性的洗发水，避免染发、烫发，以免损伤头皮和毛囊。可搭配食疗作为辅助，但不可过度温补，或遵医嘱选择适合自身体质和病情的食疗方案。

九、
白癜风，不再谈"白"色变

白皙的皮肤很受人们喜爱，而唯独有一种白色，因其与"众"不同，并不被人喜欢。这就是白癜风。

白癜风是西医学病名。它可以发生于各个年龄段，因此人们可能或多或少对此疾病有所耳闻，甚至自己就是该病患者。从西医学角度而言，白癜风是由病变部位皮肤的色素脱失而形成的，表现为皮肤白色斑片和／或白色毛发，皮肤白色斑片通常是乳白色或瓷白色的，斑片可发生在身体的任何部位，可以散在分布，也可以连接成片，颜色与周围皮肤明显不同且通常形成清晰的边界，影响皮肤整体美观，局部存在的白色毛发也会对美观带来消极影响，这也就是前面提到的不受人喜欢的与"众"不同之"白"；病变部位一般不痒不痛（图3-23）。该病易诊断，却难治疗，"白"色不易快速消退。这也就是医生常对患者讲的"这个病的治疗时间可能比较长，不能快速治愈，对治疗要有耐心"。说到这里，有人可能会问，得了白癜风，这样的"白"色是不是会伴随患者一辈子？白癜风的治愈是不是没有多少希望？其实不尽然。不同的白癜风患者治疗时间长短不一，疗效也存在差异，但经过合理的治疗和调养，部分患者是能够治愈的。接下来将介绍褐老对白癜风这一疾病的认识，以及褐老传授的白癜风经验治疗和日常调护的方法，让大家不再谈"白"色变。

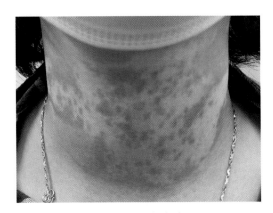

图 3-23　颈部白癜风

与白癜风症状相似的疾病，中医学称之为白驳风。历代医家认为其产生与风邪侵袭皮肤、风邪犯肺、肝脏血虚生风、气滞血瘀、气血不和等因素有关。禤老认为该病发生的因素有三个方面：一是风湿之邪侵袭皮肤；二是情志内伤，最终导致气血失和，皮肤得不到血的荣养，出现白斑；三是久病肝肾亏虚，导致白斑产生。治疗上，禤老十分重视阴阳二者间的平衡，方药中常选用黑白相配的药物。

在日常调护方面，患者可以做什么来配合治疗、促进疾病痊愈呢？禤老的日常调护指导有以下几点。

1. 适当增加日照时间

在中药药物治疗的基础上，配合适量的日光浴，可以在较为温和的日光下照晒 10 分钟左右，避免在强烈的阳光下长时间照晒即可，对白癜风的治疗有积极作用（图 3-24）。

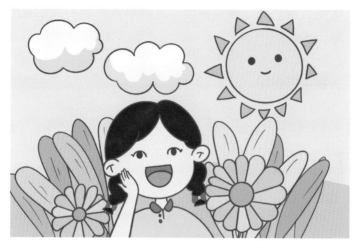

图 3-24　适量日照配合心情舒畅

2. 保持心情舒畅

前文提到，褚老认为白癜风的发病与情志内伤有关。中医治疗疾病，不仅重视人的形体调养，也重视人的精神调摄。在中医学理论中，肝脏与人的情志活动有密切联系。肝的生理特性是喜条达而恶抑郁。心情舒畅则肝气条达，心情抑郁则肝气郁结。而在生理功能上，肝主疏泄，主要调节人体的情志活动，肝的疏泄功能正常，则人有合理的情志活动；若肝气郁结，肝的疏泄功能失常，则人也会相应地出现异常的情志活动。由此可知，心情抑郁与肝气郁结、肝失疏泄将会形成恶性循环。因此，患者在日常生活中应当注意调节自身情绪，不要将过多的注意力放在皮肤的白斑上，不要对疾病过于担忧，学会利用能够让自己身心愉悦的活动化解消极情绪，保持心情舒畅。

此外，适量的运动如练习八段锦、太极拳等既有利于提升人体阳气、调畅全身气血、强身健体，又能够同时起到放松身心的作用，可谓一举多得。

3. 外搽中药制剂

在医生的指导下，正确使用外用药，或者配合物理治疗，特别是在颜面部白癜风的治疗上，切勿滥用外用药物。

4. 饮食注意

除了中药内服、中药制剂外用、心情调摄、适当日照，日常的饮食调护也是白癜风治疗过程中很重要的一部分。日常可以多吃黑色或者深色食物，黑色入肾，能起到补肾的作用。少吃刺激性的冰冷食物，固护脾胃也是很重要的。

此外，应当注意的是，并不是皮肤出现白色斑片或毛发发白就是患上了白癜风。皮肤白斑可以在贫血痣、无色素痣、炎症后色素减退等疾病中出现，皮肤色素减退也可以见于单纯糠疹、花斑糠疹等疾病。因此，建议在发现皮肤或毛发颜色出现异常时，先咨询医生明确疾病诊断，而后在医生的指导下进行治疗以及日常的调护活动。如果一开始诊断就是不正确的，那么之后的治疗及调护也很难起到非常理想的效果。而对于确诊白癜风疾病的患者，最重要的是要在医生的指导下进行治疗和日常养护，要对治疗过程有耐心。患者家属、朋友可适当疏导患者，缓解其焦虑、担忧等不良情绪。内调身心、外治皮毛，多措并举才能使中医药治疗在患者的疾病治疗中发挥出最大效用。

十、
湿疹皮炎如何止痒

人们对湿疹并不陌生。若自己就是湿疹患者，或许常会在病历记录上看到红斑、丘疹、渗液、瘙痒等名词。这些名词对于患者来说，不仅仅是病历记录上的文字，更是切实发生在患者身上、令患者十分苦恼的症状。这里将介绍湿疹这一疾病，以及如何缓解令患者十分痛苦的瘙痒症状的手段。

湿疹是西医学疾病名称（图 3-25、图 3-26）。在目前西医学对该病的认识中，湿疹的发病原因仍未明确，可能与身体内部因素和外部过敏原诱发相关。内部因素包括发生在身体内的慢性感染、内分泌及代谢变化、血液循环受阻、精神原因以及遗传等。外部因素则包括进食的食物如鱼、虾等，空气中的致敏物质如花粉、尘螨，炎热或是干燥，动物皮毛如宠物猫的毛，刺激性物质如肥皂等。根据疾病的发生、发展过程以及临床表现的不同，湿疹的全过程可以分为急性、亚急性、慢性三大阶段。急性湿疹表现为皮肤红斑、丘疹、丘疱疹，严重者可以见到水疱，水疱可融合成片，若患者加以搔抓，可出现糜烂面，伴有浆液渗出，而局部糜烂、渗出也为继发感染提供了发

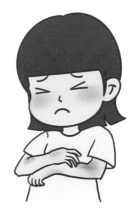

图 3-25　湿疹皮损

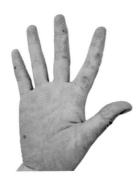

图3-26　手部湿疹

生的基础。患者自觉皮肤病变处瘙痒难忍。病变部位常在身体上对称分布。亚急性湿疹可以是在急性湿疹症状减轻或是未经过妥善治疗后形成的，其红斑和渗出不如急性湿疹那么严重，病变处皮肤呈现暗红色，丘疹和少量的丘疱疹仍可存在，可以见到鳞屑，伴随瘙痒感。慢性湿疹是由急性或亚急性湿疹发展而来的，但值得注意的是，并非所有湿疹患者都是按照这一发展规律发病的，有的患者从疾病发生的初始阶段即表现为慢性过程。慢性湿疹表现为病变处皮肤肥厚、粗糙，可有不同严重程度的苔藓样变、色素沉着或色素减退，皮肤暗红色，可见到鳞屑和搔抓后留下的痕迹，同样伴随不同程度的瘙痒。瘙痒可贯穿于湿疹的任何阶段，确实是非常困扰患者的症状，很多患者因为瘙痒导致情绪焦虑、抑郁，睡眠差，生活和工作受到极大的影响。

湿疹在中医学称为湿疮或浸淫疮。禤老对湿疹中医病因的认识，概括起来是围绕"湿邪"展开的一系列关联反应。中医学理论中，脾与湿密不可分。第一，脾主运化水液。当人饮食不节，过量饮酒或过多进食辛辣之品，损伤脾胃功能，脾失健运，则湿邪内生；湿邪郁久化热，若此时又外感风湿热邪，内外邪气搏结，则可发生湿疹。第二，脾喜燥恶湿。若自身向来各脏腑功能虚弱，脾为湿邪所困，脾不能正常运化产生足够的营养物质，皮肤得不到足够的营养，则可发生湿疹。第三，体内湿热蕴结日久，会影响正常津液的产生和输布，可出现血虚风燥、肌肤甲错。对于瘙痒，中医学认为其与风邪有关。褶老的止痒方法指导如下。

1. 药物治疗

对于疾病的不同阶段、不同严重程度，褶老主张采用不同的治疗方案。对于急性湿疹轻症者，宜单选中医或西医治疗。对于急性湿疹重症者、亚急性湿疹患者，宜选择中西医结合治疗。对于慢性湿疹者，首先宜以中医治疗为主，配合西医治疗对症处理；其次是内治外治相结合，根据病情需要，可在内治疗法的基础上，配合外治疗法。内治外治相结合能起到增效的作用，可在医生的指导下选择搭配使用。有些医院的院内制剂如消炎止痒霜、消炎止痒洗剂可以外涂、外洗皮疹，起到清热利湿、祛风止痒的作用。

2. 皮肤护理

通过药物内服、外治，缓解瘙痒，控制局部渗出，避免继发感染。继发感染会加重炎症，加重瘙痒症状。患者应修剪指甲，保持短指甲，不要搔抓瘙痒部位。病变部位皮肤忌用热水烫洗。在给患处皮肤涂药或换药时，也切勿用水冲洗局部皮肤，热水、肥皂水、消毒水烫洗则更是禁用的。皮损结痂处，可以用植物油轻轻涂抹促进脱落。

3. 饮食管理

忌吸烟、饮酒、进食辛辣刺激和油腻的食物。对于湿疹患者，禤老强调首先应当避免进食辛辣刺激食物及"发物",如公鸡、鲤鱼、鲮鱼、虾、蟹、牛羊肉、榴莲、杧果、菠萝、鹅肉、鸭肉、竹笋等。中药用药有十八反十九畏,而中药和不同性味的食物也会有一定的相克、相畏关系,如古代文献有萝卜忌人参,地黄、首乌忌葱、蒜、萝卜,茯苓忌醋,薄荷忌鳖肉等记载。此外,服药期间也要尽量避免生冷、黏腻等不易消化的食物,以免影响药物的吸收。其次,除了"发物",还需要重视含有香精、色素等食物添加剂和防腐剂的食品。患者应该尽量避免饮料、罐头、零食等加工类食物,最好以食用当季新鲜的蔬菜、水果和肉类为主。最后,根据中医理论,湿疹患者还应该结合自身的体质,了解食物的寒、热、温、凉四气和酸、甘、辛、苦、咸五味,有针对性地选择食品种类。例如若为脾虚体质,饮食则应该避免生冷以及寒凉的饮料、水果和蔬菜,以免损耗脾气,导致阳气不升、湿浊不化。

饮食总体宜清淡。对于能引起自身发生过敏反应的食物,应当避免食用。较常见的过敏性食物有鸡蛋、鱼、贝类、奶、花生、大豆、坚果、小麦、甲壳类海鲜和一些水果如杧果、菠萝、榴莲等。

在日常饮食中,脾虚湿盛者,可用五指毛桃与瘦肉一同煲汤。五指毛桃味辛、甘,性平,功能健脾补肺、益气化湿,有助于疾病痊愈,是禤老治疗湿疹的经验用药。

4. 精神调摄

调摄身心,保持心情舒畅。精神紧张、焦虑、失眠、情绪急剧变化等都可能导致湿疹症状加重。因此，患者应当通过进行适合自己的体育运动，或是参加愉悦身心的活动，放松身心，勿将注意力时刻集中于自身的疾病上，这样才有利于疾病痊愈。可供选择的锻炼活动有练习八段锦、太极拳等。

在皮肤科疾病中，诸多疾病在症状表现上具有相似之处。因此，在发现皮肤上出现红斑、丘疹、丘疱疹、水疱等异常表现时，应当咨询医生以明确诊断，在医生的指导下进行治疗及护理。临床上，接触性皮炎、慢性单纯性苔藓、手足癣这些疾病与湿疹有一些相似的临床表现，应当加以鉴别。慢性反复发作的患者应积极就诊，听从医生的治疗指导，中西医结合、内外治法结合。日常生活中积极做好皮肤护理、饮食管理和精神调摄，才能改善皮疹，减少瘙痒，避免病情复发，取得良好疗效。

十一、
颜面部皮炎化解妙招

谈及皮肤，颜面部的皮肤或许是人们最关注的身体皮肤部位之一。这里将介绍颜面部的两种可反复发生的皮肤病的相关知识以及禤老在这两种疾病防治上的经验指导。这里要谈的两种皮肤病，即脂溢性皮炎和激素依赖性皮炎。

脂溢性皮炎是西医学疾病名称。在西医学认识上，脂溢性皮炎的发病原因尚不明确。脂溢性皮炎不只是在颜面部见到。发生脂溢性皮炎的皮肤部位通常皮脂分泌较多，这些部位以头、面、胸、背部常见。脂溢性皮炎可反复发作，令患者苦恼。发生在面部的脂溢性皮炎，病变部位常见的有眉弓、鼻唇沟和胡须区域，表现为局部皮肤出现红斑和呈油腻性的脱屑，可伴见不同程度的瘙痒症状（图 3-27）。

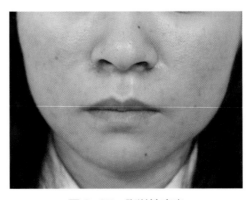

图 3-27　脂溢性皮炎

与脂溢性皮炎症状相似的疾病，中医学称之为白屑风、面油风。褚老认为，在中医学理论的认识中，该病的发生原因有三：一是饮食不节，脾胃受损，湿邪内生，郁久化热，发为本病；二是在前者湿热内蕴的基础上，又外受风热之邪侵袭，内外相合，血热风燥，导致该病发生；三是外受风邪，风邪未能得到透散，郁久损耗阴血，以致阴虚内热，肝肾亏损，发为本病。在脂溢性皮炎的治疗上，褚老认为本病反复发作的根源是肾阴不足，所用治疗方剂为加味二至丸。对于脂溢性皮炎的调护，褚老的指导如下。

1. 皮肤护理

保持皮肤清洁，同时避免皮肤受到外物刺激，如不用热水或肥皂水清洁皮肤等。

2. 饮食注意

忌食辛辣、刺激性强、厚味的食物，如酒、浓茶、咖啡、辣椒等。因脂溢性皮炎的发生多与体内蕴热有关，或是湿热内蕴，或是阴虚内热，故在日常生活中应避免食用上述食物，以免助长体内热邪，或是更耗体内阴分，使疾病难愈或反复发作。油腻的食物、甜食也应当减少食用为好。饮食宜清淡，多食蔬菜、水果。

3. 精神调摄

保持积极乐观的心态，学习放松身心的方法。可尝试通过练习八段锦、太极拳等缓解紧张、焦虑的情绪。积极配合医生治疗，不要因疾病反复发作而对治疗失去信心，任其迁延。在治疗的同时，自身做好前述的日常调护。

激素依赖性皮炎同样是西医学疾病名称。其完整名称为糖皮质激素依赖性皮炎。顾名思义，本病的发病原因与外用糖皮质激素有关。激素依赖性皮炎是由于未正确使用糖皮质激素所导致。"未正确使用"包括治疗疾病过程中的糖皮质激素使用不当，也包括患者自行长时间使用含有糖皮质激素的化妆品。该病表现为病变处皮肤变薄、潮红，并伴有毛细血管扩张，出现痤疮样改变，如粉刺、丘疹、脓疱，出现色素沉着，皮肤干燥、脱屑、粗糙甚至萎缩，患者自觉患处皮肤有灼热、瘙痒、疼痛和紧绷感；该病发生于面部时，多见于面颊、下眼睑、鼻部和额部。由疾病名称可知，激素依赖性皮炎也是容易复发的疾病，表现为患者在之前外用糖皮质激素的基础上，若停止使用，原有皮肤病变再次发生，甚至较前加重，不得不又一次外用糖皮质激素控制疾病症状。临床上有很多患者，自行在药店购买消字号产品外搽，或者到美容院进行皮肤护理，可能某些产品含有激素成分，消费者用而不自知，长时间使用导致面部出现症状，到医院就诊，治疗困难，才悔不当初。因此，用于面部的药物和护肤品，应该尽量简单，需要在专科医生的指导下使用，以免出现药物的不良反应。

中医学上，禤老认为激素依赖性皮炎的发生机制为毒邪蕴结、阴虚血热，病变脏腑在肺、肾两脏，治疗上以滋阴清热、祛邪解毒、凉血活血为主要方法，常以自拟激素依赖性皮炎方治疗该病。

　　关于糖皮质激素依赖性皮炎的日常调护，基本上与前述脂溢性皮炎的调护措施无太多差别。值得注意的是，患者在接受糖皮质激素治疗疾病时，应严格按照医生的指导使用药物，切勿擅自加减药量或随意延长或缩短使用激素的时间。在日常生活中，大家护肤应做减法，选择化妆品应当谨慎，避免使用含有糖皮质激素的产品。以上举措，目的均是避免糖皮质激素的不正确使用。褚老年逾八旬，皮肤白皙，毛孔细腻，面有光泽，他有句名言，"要想颜如玉，只用清水洗。"提醒大家，在面部护理上，要做减法，护肤不能过度，一般健康的皮肤，只要常规清洁和保湿防晒，保持好心情，就能起到很好的保护皮肤、减缓衰老的作用。

　　诊断上，脂溢性皮炎应当与银屑病、玫瑰糠疹、湿疹等疾病相鉴别；糖皮质激素依赖性皮炎应当与寻常痤疮、酒渣鼻、颜面播散性粟粒性狼疮和面部难辨认癣等疾病相鉴别。此外，脂溢性皮炎和激素依赖性皮炎二者也应当互相鉴别。在日常生活中，大家若发现皮肤出现异常表现，应当及时寻求医生帮助以明确诊断、确定适合个人的治疗方案，切勿擅自诊断、擅自用药，延误治疗时机。大家要做的是：若自身为健康人，无上述皮肤疾患，则可按照前述调护措施，做好个人的身心调养，防止疾病发生；若为脂溢性皮炎或激素依赖性皮炎患者，则应积极配合医生进行治疗，就诊后于日常生活中做好皮肤护理、饮食管理及精神调摄，认识到个人的自我调护也是疾病治疗中的重要组成部分，树立治疗信心，如此才有助于症状的缓解。

十二、
日光性皮炎的养护

　　谈到紫外线，爱美的小伙伴们应该非常了解，要保持皮肤年轻，去户外要采取各种防晒的方法，例如通过打遮阳伞、戴遮阳帽、涂防晒霜等方式减少紫外线对皮肤光老化的影响。除了光老化，紫外线还可能对人体皮肤产生其他的损害。本篇将和大家一起来认识紫外线导致的皮肤疾病之——日光性皮炎，了解其是如何发生的，大家又应当如何防护。

　　日光性皮炎，人们更熟知的名字叫日晒伤。顾名思义，日晒伤就是日光照射导致的皮肤损伤，究其原因，就要涉及参与疾病发生的二者，一是日光，一是皮肤。首先是日光因素，日光中有紫外线；当人体皮肤接受过于强烈、过长时间的日光照射后，所接受的紫外线，尤其是中波紫外线的照射量超过皮肤自身的耐受量，即可能发生日晒伤（图3-28）。其次是皮肤因素，较白、较薄、较嫩的皮肤是更容易被晒伤的，拥有此类皮肤的人相较其他人更易发生日晒伤。症状方面，日晒伤表现为暴露于阳光下的皮肤部位出现鲜红色的红斑，与未暴露的皮肤部位有清晰的界限，症状一般在阳光照射后的6小时出现，照射后的12～24小时症状达到最严重程度，之后红斑颜色渐渐变淡和褪去，皮肤出现脱屑、色素沉着。损伤的局部皮肤可出现灼痛的感觉。症状严重时，可以见到水肿、水疱、水疱破溃结痂（图3-29）。如果损伤的范围广泛，可出现不适、寒战、发热等身体症状。

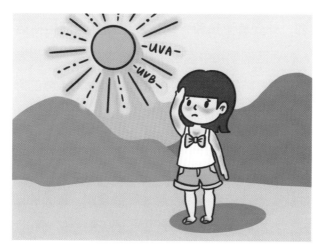

图 3-28　日光性皮炎

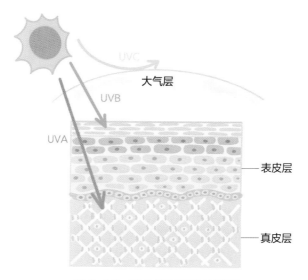

图 3-29　紫外线对皮肤的损害

中医方面，与日光性皮炎症状相似的疾病，中医学称之为日晒疮。禤老认为，其发生与腠理不密、外受暑湿热毒有关。腠理不密，则皮肤更容易受强烈日光这一阳毒因素侵袭而发生疾病；若体内素有湿邪，外受暑湿热毒，则易发生内外湿邪相搏结，发于皮肤。那么，针对西医学和中医学所认为的致病原因，患者或是健康人，应当如何做好防护以避免发病或是将疾病对人体的影响最小化呢？禤老的日光性皮炎养护指导如下。

1. 饮食注意

日光性皮炎患者应当避免食用光敏性食物，常见的如灰菜、苋菜、萝卜叶、芥菜等。易患日光性皮炎的人群也应当在饮食上加以注意，选择适合自己的食材。

2. 用药注意

患者应当避免使用光敏性药物。外用光敏性药物有外用补骨脂素、外用白芷素等；内服光敏性药物有四环素、灰黄霉素、氯丙嗪、氢氯噻嗪、呋塞米、阿司匹林等。若因其他疾病使用了光敏性药物，应当在外出时采取合适的遮阳措施，具体措施将在后文第三点养护指导中谈到。

3. 做好合适的外出安排

患者在身体皮肤对日光照射仍较为敏感的阶段，应当避免在有日光照射时外出，若外出不可避免，应当做好遮阳防护，如打遮阳伞、戴遮阳帽、穿浅色长袖衣服、穿浅色长裤等，避免皮肤接受日光照射。当病情进入稳定阶段，可在阳光较为柔和的时间段适当安排外出，以增强身体皮肤对日光的耐受性。应当注意的是，夏季的 6～8 月份的 10～14 点，日光中紫外线照射最为强烈，应当避免外出。其他时间段，若日光较为强烈，也不建议外出。对于健康人，也应当在阳光柔和时，安排适量的外出锻炼活动，目的是增强皮肤对日光的耐受性。

4. 中药治疗

当出现与日光性皮炎相似的相关症状，建议首先咨询医生以明确诊断、制订合适的治疗方案。在中医治疗方面，褶老基于腠理不密、外受暑湿热毒等发病原因，以清热解毒、凉血祛暑为主要治疗原则。治疗处方有皮肤解毒汤。其主要药物组成有乌梅、莪术、土茯苓、紫草等，可根据患者症状对其加减。方中诸药合用，旨在发挥祛风除湿、清热凉血的功效。采用中医处方治疗，其优点在于可根据患者症状予以全身脏腑调理，促进疾病痊愈。

5. 西药治疗

可根据病情需要，在医生的指导下使用抗组胺药。

6. 药膏外搽

在内服药物治疗的同时，可使用药膏外搽。可用药膏有消炎止痒霜、糠酸莫米松乳膏、复方蛇脂软膏、尿素乳膏等。可在医生的指导下选择使用。

7. 患处皮肤护理

应保持患处皮肤清洁，禁用热敷，避免接触肥皂等可能对皮肤有刺激性的物质。

对于日光性皮炎，做好相应的防护措施，即可做到未病先防；即使患病，也能促进疾病痊愈。综上所述，日光性皮炎的养护要点为：避免日光长时间照射暴露皮肤，适当户外锻炼以提高皮肤对日光的耐受程度，避免食用光敏性食物、使用光敏性药物，进食相应的食物、服用相应的药物后应当做好避光措施；若患有日光性皮炎，可采用中西医结合药物内治以及药膏外搽的方法，促进疾病痊愈。此外，应当注意的是，并不是皮肤暴露部位出现与他处皮肤境界鲜明的红斑就一定是日光性皮炎，应该与接触过敏、红斑狼疮等光敏感相关的自身免疫性疾病相鉴别。必要时需要到专科门诊就诊，明确诊断，确定合适的治疗方案，在医生的指导下用药及进行适合的皮肤养护措施。

十三、
癣的治法

癣大概是最被人们熟知的也是最容易被认错的皮肤病名之一了。日常生活中，如果皮肤长了红斑、还带点皮屑，大家通常认为自己"长癣了"，手上的叫手癣，脚上的叫脚癣，小婴儿脸上长了红红的斑叫奶癣，春天长的叫桃花癣，身上久治不愈的叫牛皮癣。那么，这些"癣"是不是真正的癣呢？

1. 此"癣"非彼"癣"

皮肤癣菌病，简称"癣"，特指真菌（毛癣菌属、小孢子菌属、表皮癣菌属等）侵犯人体皮肤及毛囊、甲板等附属器所引起的感染。这类真菌可以引起人体多个部位的癣病，除了上文提到的手癣、脚癣，还有头癣、体癣、甲癣、股癣等，范围遍布人体上下。其症状包括红斑、丘疹、鳞屑、水疱、脓疱等多种表现，这些症状与皮炎湿疹、细菌感染等常表现为相似的皮损和症状，老百姓通常很难准确区分开来，此"癣"通常并非彼"癣"。

比如奶癣其实是婴儿湿疹，因伴有脱屑而常被误认为是癣病；桃花癣指小朋友春季脸上出现的钱币大小的浅红斑或色素脱失斑，上面附有少量细碎灰白色的鳞屑，又称为春癣，这其实是天气干燥、紫外线照射、花粉灰尘等刺激后的皮肤炎症反应，学名是单纯糠疹；而牛皮癣作为一种民间旧名，则包括了银屑病、神经性皮炎，以及一些顽固难愈、反复发作的慢性湿疹等疾病。

2. 传染性

"得了灰指甲，一个传染俩"这句广告词很多人耳熟能详，"脚气会传染"也是很多人的常识，癣病也确实具有一定的传染性。最常见的传染方式是人与人的直接接触及人自身的传染，比如头癣、体癣、手足癣等；其次是人接触动物后传染，家里养猫的可能会得猫癣；还有一种是接触土壤或污染物，比如在脚上有破损的情况下赤脚走路或在稻田插秧，接触脚气患者的拖鞋、毛巾等，均有可能感染癣病（图 3-30 ~ 图 3-32）。

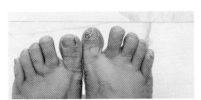

图 3-30　足部甲癣

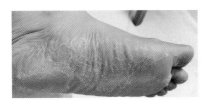

图 3-31　足癣

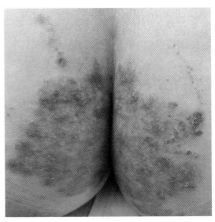

图 3-32　股癣

3. 哪些人容易长癣

真菌在温暖潮湿的环境中往往更容易滋生。夏季高温、高湿，如果经常穿运动鞋、皮鞋等透气性差的鞋子，则很容易患脚气。男性一般出汗较多，特别是运动锻炼过后，衣物均被汗水浸湿，这时如果不及时清洗汗液并更换潮湿的衣物，则可能会得花斑癣、股癣等。肥胖者同样也会出汗较多，腋下、腹股沟等处肤温较高，分泌物和污垢也难以清除干净，常容易出现腋毛癣和股癣等。

免疫功能低下的人更容易长癣。患有糖尿病、肝肾疾病、艾滋病或者长期内服糖皮质激素等免疫抑制剂者，患癣病的风险要远远高于正常人，且感染面积更大、更深，病情更严重，需要多加注意。

4. 试了很多药，为什么我的癣还没治好

身上痒了，很多人第一个念头就是"区区小病买支药膏涂一下就好了"。网上一搜，很多五花八门的网红药膏都宣称"包治各种皮肤瘙痒"，于是买上好几种，想着"总有一款适合我"，结果越涂越严重。

这种网红药膏宣称为"药"，却属于"消字号"用品，都打着"纯植物配方"的口号，却添加了大量的强效糖皮质激素。激素具有广谱且强大的消炎作用，科学、合理地使用糖皮质激素确实对湿疹皮炎类的皮肤瘙痒有显著的改善效果，但真菌感染类疾病使用激素反而会加重病情。因为激素同时具有免疫抑制作用，它可以暂时压制癣病的炎症，给人一种已经好了的错觉，实际上皮肤免疫被破坏后反而助长真菌的繁殖和扩散，潜伏的真菌随时卷土重来，而且长期过量不规范使用这种激素药膏，还会造成激素依赖，加剧疾病的复杂性。

皮肤癣病种类较多，常需要对症治疗，需要规范、合理地使用抗真菌药。癣病往往复发率较高，复杂性癣病还需要配合内服抗真菌药物治疗。中医中药治疗皮肤癣病优势显著，安全性高，方法多样，常单用或配合抗菌西药使用。

禤老常用大黄、白鲜皮、百部（图 3-33）等中药煎汤外洗，这些中药均已被证明有抑制真菌的效果。禤老认为癣病从中医上来看，初期多表现为湿热，应采用清热燥湿、杀虫止痒的治法，常在中药外洗方的基础上加入苦参、黄连、黄柏等中药；后期多表现为血燥，适合采用养血润燥的治法，常在中药外洗方的基础上加入紫草、熟地、黄精等。禤老尤其喜欢采用中医外治法治疗癣病，他认为中医外治方法多样，可根据不同人群和部位灵活选用适合的方式，如足癣可以选择浸泡法、外涂法；部分足癣湿热症状显著，表现为足趾间隙水疱、抓破后滋水外渗、出现糜烂或肿胀，可用黄柏、枯矾等清热燥湿类中药研细末，干撒于患处。灰指甲可在削除病变部分的指 / 趾甲后采用中药包封法治疗。体癣可以选择沐浴法、熏蒸法等。

癣病患者需要注意饮食。辣椒、芥末、胡椒粉等辛辣物，虾、蟹等海鲜，以及酒精等，在中医理论中都属于发物，可能会加重皮肤的红斑，诱导患处痒

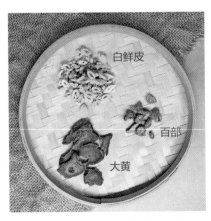

图 3-33　白鲜皮、大黄、百部

痒；这类食物同时也是高组胺、常易引发过敏的食物，对于皮肤疾病的恢复不利。腌制食品含有较多食盐，可能加重皮肤炎症和水肿，也不宜多食。而新鲜的蔬菜、水果中含有丰富的维生素 C、维生素 D 等，既能增强身体免疫力，也能帮助抵抗真菌的侵袭，宜多食用。

皮肤癣病具有一定的传染性（图 3-34），所以做好预防工作很关键。患了癣疾，最好不要搔抓，以免抓破后并发感染和引起自身传染。脚盆、毛巾、浴巾等日常用品要做到每人专用，特别是家里有癣病患者时更应如此。出行尽量选择宽大透气的衣服和鞋袜，尽量不穿胶鞋、旅游鞋，多穿布鞋或凉鞋，出汗浸湿后应及时更换，脚癣患者穿过的鞋袜最好在阳光下充分暴晒。小朋友容易得头癣，传染性也较高，病好后不要使用自己用过的梳子、枕巾等，以防再发；幼儿园如发现头癣等癣病的时候，也要做好隔离，以免扩散。

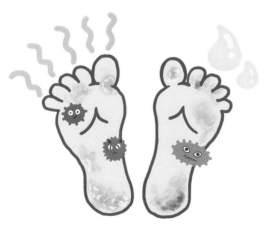

图 3-34　足部癣病

十四、
手足皲裂的防与治

手足皲裂是困扰许多人的问题。一到冬天，空气变得格外干燥，手指头和脚跟的皮肤就开始干燥、崩裂，出现一条条红红的、沟壑般的裂口，反反复复难以愈合（图3-35）。沾水疼、走路疼，开裂的、粗糙的皮肤也像一根根"倒刺"，穿衣、穿袜碰到都疼。为了不影响工作、做家务和走路，许多人只能用创可贴或者医用布胶带贴住裂口，但频繁撕扯又加重了皲裂程度。

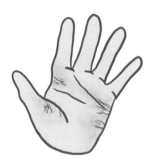

图3-35　手部皲裂

那么，手足皲裂究竟是什么原因引起的？

1. 皮肤构造

手脚掌跖部位的皮肤缺乏皮脂腺的分布，不能分泌足够的油脂滋润皮肤。掌跖的角质层比身体其他部位皮肤更厚，缺乏弹性，皮肤干燥时会更容易开裂。

2. 干冷天气

手足皲裂在北方冬季更为常见，这是因为到了寒冷季节人体皮肤中的皮脂分泌大大减少，导致皮肤保水能力降低；加上北方地区原本气候干燥、多大风天气，更加剧了水分的蒸发，使得皮肤干燥无比。

3. 经常洗涤

许多女性因为洗衣、做饭、做家务，双手经常直接接触水和洗涤剂，使皮肤上的皮脂进一步流失，导致手指的裂口越来越多，反复难愈，苦不堪言。

4. 其他皮肤疾患

其他皮肤疾患也会表现为手足皲裂的症状，比如手足慢性湿疹、手足癣、鱼鳞病等，这些疾病往往伴有皮肤角质代谢异常或遗传性的角化障碍，加之气候干燥、反复洗涤、反复摩擦以及物理或化学刺激等常进一步加重病情。该类型的手足皲裂除了有疼痛感，还常伴有瘙痒、脱屑等症状，症状可长期存在，一般无明显的季节性分布。

了解了手足皲裂的好发原因，大家就能对症下药，找到保护皮肤的有效方法啦。

5. 护肤时刻不能忘

既然手足皲裂的主要原因是皮肤干燥，那么护肤就显得尤为重要。随着年龄的不断增长，尤其是进入中老年后，皮肤萎缩退化，油脂分泌较少、经皮失水量增加，皮肤会感觉越来越干燥，但许多老人家却没有护肤的意识和习惯。对手足皲裂而言，护肤并不需要太多复杂的程序和昂贵的护肤品，最重要的是日常的坚持。当每次洗完手脚、毛巾擦干后，及时给双手和双脚涂上富含甘油、凡士林、维生素 E 及植物油、动物油脂成分的护肤霜以充分滋润皮肤，坚持一段时间，皮肤干燥皲裂就能得到很大改善。此外，也要避免使用肥皂、沐浴露等碱性洗涤剂。

6. 手套、棉袜少不了

皮肤裸露在外更容易受到寒风的刺激，易带走皮肤水分。冬季出行的时候，记得戴上厚厚的保暖手套和穿上棉质袜子，这样无论北风多大、天气多干，人的手和脚都能处在一个相对封闭、保湿的环境中（图 3-36）。女性朋友和需要经常接触水的工作者，可以常备一双橡胶手套，隔离冰水和洗涤剂的刺激。

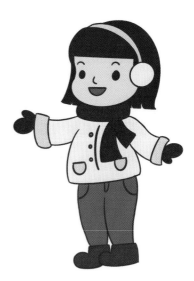

图 3-36　手套棉袜不能少

7. 足跟适当去角质

足跟部位由于走路受摩擦较多，角质层往往较厚，当皮肤干燥时也会影响角质脱落，时间一久则足跟"死皮"越积越厚，所以很多人的足跟部位最容易出现皲裂。因此，适当去死皮可以帮助足跟开裂更快恢复。可以用温热水充分浸泡双脚 15～20 分钟，当皮肤泡软后选用合适的磨脚石或磨脚板轻柔去除足跟多余的角质，然后外涂甘油或凡士林包封过夜，往往能收获不错的效果。

8. 认清病因很关键

对于湿疹、真菌感染、物理或化学刺激等因素造成的手足皲裂，需要寻求医生的帮助，明确具体的病因，经正规治疗后症状多可自然消退。不同的病因通常需要针对性的治疗，切莫凭感觉和经验用药。比如，糖皮质激素类药膏能够快速缓解湿疹类皮肤病，但皮肤真菌感染的患者误用则可能加重病情、引起真菌感染的扩散。因接触物理或化学刺激而出现的手足皲裂，一味地外用各种药膏可能并无效果，发现并去除刺激原皮肤才能更好恢复。

9. 中医治疗

中医认为手足皲裂多是由于肌肤骤被寒冷、风燥所伤，使局部失于温煦，致经脉气血运行不畅、四肢末端经脉失养、精血不能濡养皮肤，日久则渐枯槁变脆，加之反复摩擦或牵引，乃至皲裂而成。褥老经常配合中医外治法治疗手足皲裂，常选用艾叶、川芎、防风、当归、熟地、红花、紫草等具有温经通络、养血活血功效的中药进行外洗或浸泡治疗。干燥、皲裂严重的予以紫草膏、猪板油或羊脂油等润肤。

10. 食疗

人体缺乏维生素 A、维生素 B、维生素 E 等可能导致皮肤弹性下降、保水能力降低，促进手足皲裂的发生。部分老人、节食者营养成分摄入不足，可通过日常食疗改善。胡萝卜、红薯、玉米以及动物肝脏等食物进入人体后转化为维生素 A，能够保护皮肤、滋润肌肤以抵御皮肤干燥。人缺乏维生素 B 族，可导致手脚皮肤炎症、干燥、脱皮和瘙痒等不适，粗粮中含有丰富的维生素 B 族，是改善身体代谢能力、维护皮肤健康等不可缺少的元素。鱼肉、各类坚果及芝麻、植物油和猕猴桃、香蕉等食物则含有丰富的维生素 E，对皮肤中的胶原纤维和弹力纤维有滋润作用，具有维持结缔组织弹性、促进血液循环的作用，使皮肤有丰富的营养供应，以恢复皮肤弹性和减少干裂。

十五、
冻疮的肿痒怎么破

冻疮，从字面上就可以知道，在天寒地冻的地方最容易出现。冬天一来，很多小朋友的手指变得又红又肿，就像一根根"小红萝卜"（图 3-37），还有的人耳朵、脚趾也变得红肿发亮，严重点的甚至出现水疱、溃疡。冻疮让人冷痛不适，但如果想抱着热水瓶暖一暖又会奇痒无比，十分难受。最让人苦恼的是，冻疮还具有"记忆"功能，往年某些部位生过冻疮，下一年冬天很有可能原处复发，久而久之，原本纤细的手指也变得粗胖，溃疡面还可能落下"冻疮疤"，妨碍美观。

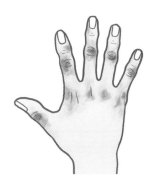

图 3-37　冻疮

1. 同样过冬，为何有人年年长冻疮，有人从来都不长

冻疮的发生与个人体质有一定关系，冻疮一般多见于儿童、青

年女性，以及营养不良、缺乏运动的人，该类人群往往体质较弱、气血不足。中医也认为素体肾阳不足、气血虚弱，抵御外寒的能力就会下降，遇寒则阳气不达四末，寒凝肌肤，经脉阻隔，气血瘀滞而发为冻疮。

2. 北方比南方更冷，但为什么生冻疮更多的却是南方人

寒冷只是冻疮的其中一个原因，低温加上潮湿的环境才是冻疮的高发因素。低温环境下，手指、耳朵等部位常常保暖不够，肢体末端血液循环减慢，造成局部缺血，加之水的导热性比空气更好，潮湿的环境中人体更容易散热，手指、耳朵等裸露部位长时间暴露在这样的环境下也就更容易发生冻疮。南方冬季湿度较高、普遍缺乏供暖，所以人得冻疮的概率更高。

3. 冻疮又痛又痒、手指又红又肿，有没有办法缓解

既然是受冻后长的疮，可以用温热法来缓解不适。北方很多老年人都会在家里常备一些艾叶用来每天泡脚洗手，艾叶其实也是防治冻疮的一味好药。中医认为，艾叶味苦辛，性温，具有温经止血、散寒镇痛的功效，外用还有祛湿止痒的作用。此外花椒、干姜也具有温阳散寒等功效，获取也更为简单。每天用艾叶、花椒、干姜（图3-38）等水煎后泡洗一下手脚，再用手轻柔地按摩、揉捏红肿处，就能较好缓解痛痒、肿胀的情况。需要注意的是，浸泡时水温不要太高；也不要受冻后马上浸泡热水，"暴冻即着热"不仅不会改善，反而可能加重冻疮。此外，保持屋内温暖，服用姜糖茶等

热饮，也可以促进全身血液循环而有利于末梢循环的改善，减轻冻疮症状，帮助恢复。

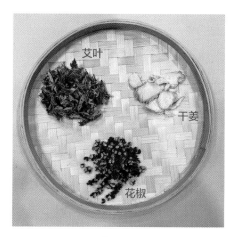

图 3-38　艾叶、花椒、干姜

4. 年年生冻疮，怎么打破这个"魔咒"

当天气渐热时，人体气血逐渐旺盛，血液循环畅通，冻疮也进入"蛰伏期"。但得了冻疮后，指、趾等变得肿胀难消，使得原本就不好的肢体循环更加不畅，如果来年没有做好充分防护，就会更容易原处复发。冻疮易反复，历代医家亦强调预防。

褶老十分注重冬病夏治，而冻疮就是一个非常适合冬病夏治的疾病。中医养生注重"春夏养阳，秋冬养阴"，古人就有"端午日用姜葱汁于冻处揉散血结""暑伏时，捣大蒜为泥，敷在上年生过冻疮之处"等治法。

三伏天是一年中阳气最旺盛的时候，此时是调养人体阳气以及冬病夏治的最佳时期。在三伏期间，配以温经散寒、逐痰平喘、通络镇痛等功效的药物外搽、穴位敷贴、艾灸、理疗、按摩、泡洗，以及内服温养阳气的中药和食物等方法，可起到鼓舞正气、疏通经络、活血通脉、温经散寒等作用，提升人体阳气，驱除体内寒邪，经络气血通畅，同时增强抗寒能力，达到防治冬季疾病的目的。

冬季来临前，生过冻疮的人可以提前做好防护措施预防冻疮的发生。比如平时经常涂抹护手霜等油脂类护肤品以减少水分蒸发带走热量；经常搓搓手脚和耳朵、坚持用热水或艾叶水泡脚、洗澡，促进肢端部位的血液畅通。体质较差者，可以多运动、多锻炼，运动可以加速身体内的血液循环，帮助血液把热量传递全身，尤其是手脚这样的末梢部位。

进入冬天之后，应避免暴露在湿冷环境中，洗菜、洗衣等尽量使用温水，手擦干后及时涂抹护肤品；脚汗多的人应经常保持鞋袜干燥；出门时应戴口罩、手套、防风耳罩等进行保暖，再回到户内时，受冻部位如手、面应干搓，以逐渐加热的方式进行复温，不宜立即烤火或用热水浸泡。在冻疮未破溃发痒时，切忌用手搔抓，以免破损，而已经破溃者，更应注意清洁、消毒，保持干燥，防止反复感染和病情加重。

"冬令进补，春天打虎""三九补一冬，来年少病痛"，冬季气候寒冷，人体的热量容易丢失，此时正是进补的好时节。药补不如食补，羊肉甘热，具有补肾壮阳、温中祛寒、温补气血的作用，能改善手足冰冷、气血循环不畅的情况，被称为冬日进补的佳品，民间也有"冬吃羊肉赛人参"的说法。著名的药食两用方剂——当归生姜羊肉汤，最早来自我国东汉著名医学家张仲景，流传至今仍是民众在冬季暖身防寒、预防冻疮的首选食疗方。此外，清汤羊肉、萝卜羊肉汤、羊肉生姜粥、山药羊肉粥、广式御寒羊肉煲等也是羊肉的经典做法，可根据自身喜好搭配食用。除羊肉外，桂枝、干姜、糯米熬煮而成的桂姜粥，当归、党参、母鸡煨炖的归参母鸡汤也是具有温阳散寒、通经活络、益气补血的功效药膳，不喜羊肉者可选用。

十六、
唇炎反复，
如何解除此烦恼

　　如今，唇部彩妆愈发流行，不断推陈出新的口红让爱美女孩们趋之若鹜。琳琅满目的口红不仅有豆沙红、珊瑚橘、蔷薇粉、玫瑰紫等各种流行色号，还有唇膏、唇蜜、唇彩、唇釉、唇泥等新的品类，实在让人眼花缭乱。部分年轻女性使用口红后出现唇部干燥、脱屑、干裂、水肿、瘙痒、灼热等症状，这时候就要警惕是否已经发展为唇炎（图 3-39）。

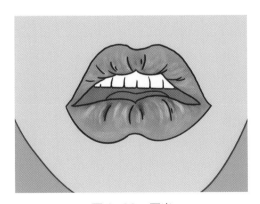

图 3-39　唇炎

　　嘴唇是面部的重要组成部分，也是外界最容易刺激的部位。唇部主要是黏膜组织，异常薄嫩，厚度只有其他部位皮肤的 1/3，没有角质层，所以对干燥的空气、大风、低温等环境特别敏感。唇部也没有皮脂腺和汗腺，不能分泌水和油脂，很容易缺水干燥。此外，唇部缺乏保护性的黑色素，容易被紫外线伤害。所有这些因素叠加起来就导致了唇部皮肤异常的脆弱、敏感，容易出现唇炎表现（图 3-40）。

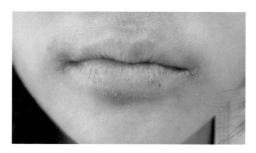

图 3-40　唇炎

唇炎是一种急性或者慢性炎症，通常只累及唇红，但症状严重时也会侵犯唇周的皮肤和口腔黏膜，常见症状包括红肿、干燥、脱屑、干裂、瘙痒和灼痛感等。

根据致病因素的不同，唇炎也分为不同的类型。

1. 接触性刺激

口红等唇部彩妆产品通常包含复杂的化学、植物及动物成分，再加上卸妆产品的使用，平素唇部就比较敏感的人往往无法耐受这类刺激，出现刺激性唇炎。这时候就要尽早停用相关产品，多数人停用后会慢慢自行恢复。

到了秋冬季节，很多小朋友嘴周出现一圈红红的印子，有的还伴有痒痒的红疹，这也是一种刺激性唇炎。儿童的唇炎主要与频繁舔舐嘴唇有关。嘴唇干了，很多小朋友下意识的动作就是舌头舔一下嘴唇，想让嘴唇湿润起来，但长期反复舔舐反而适得其反，不仅使唇部遭受反复摩擦破坏黏膜屏障，也会加重唇部干燥。长期反复舔唇将形成恶性循环，造成嘴唇干裂、脱屑等不适。如果孩子出现唇炎，一方面要多喝水，嘱咐其不要撕扯干皮；另一方面外涂润唇膏加强保湿也是有效的方法。

2. 过敏原刺激

除了各种物理和化学的刺激因素直接刺激产生的局部炎症反应外，也包括各种过敏原诱发的免疫介导的炎症反应。比如到了南方瓜果成熟的季节，大街小巷到处都是杧果、菠萝的香味，有些人吃了这类水果后还未来得及回味水果的鲜美，马上变成了"香肠嘴"，同时还有唇周瘙痒、麻木等不适感，这是因为杧果、菠萝等水果中含有致敏成分，人体接触后诱发了急性过敏反应。容易引起过敏的水果还有桃子、樱桃、猕猴桃、柑橘甚至西瓜、苹果等。不同水果间可能存在相同的致敏原，所以，如果吃某一种水果出现了口唇红肿、瘙痒等反应，再碰到其他易致敏水果的时候，一定要三思而后行呀。

生活中还有一些过敏原常常难以被发现。比如一些男性唇炎患者，既不化妆、也忌口了常见的致敏食物，唇炎仍然长期反复发作，甚为烦恼。直到做了过敏原测试，才发现原来是牙膏、漱口水或口腔清新喷雾中的薄荷油、肉桂醛等成分引发了唇部过敏。

过敏引发的唇炎大多数情况下是唇部的局部表现，抗过敏药物常作为基础的治疗方案。但唇部过敏也可能是全身过敏反应的先兆或其中一部分，可同时或继发出现呼吸困难、窒息等危险，这种情况一定要及早送医，以免贻误病情，耽误最佳治疗时机。

3. 紫外线

紫外线也能引发唇炎是很多人没想到的，但其引发的光化性唇炎确确实实发生在许多唇炎患者的身上。其实也不难理解，皮肤中的黑色素是人体进化出的抵御紫外线伤害的重要武器，但黏膜组织却缺乏这一武器的保护，加之黏膜薄嫩，极大增加了日光损害的发生概率。当经历长时间的暴晒后，部分人可能出现急性的光化性唇炎，常表现为唇部充血肿胀、水疱、糜烂、结痂，有灼痛。而长期户外工作的人，则可能发展为慢性的光化性唇炎，表现为反复发作的唇部干燥、脱屑，如果没有及时治疗，时间日久，唇部组织逐渐增厚、变硬而失去弹性，甚至发展为皮肤癌。

所以，在阳光灿烂的日子里，大家出门前除了要认认真真地做好脸、脖子、胳膊等部位的防晒外，一定不要忘了也要保护好脆弱的嘴唇，不要让嘴唇过度暴晒。

看似简单的唇炎实际上有这么多的致病因素，许多因素引发的症状也非常相似，比如前文中的口红既可引发接触性刺激，也可作为过敏原诱导变应性炎症反应，临床常常难以分辨具体病因。所以，当出现唇炎表现时不要误以为只是单纯的抹口红、吃过敏食物所致的，需要更细致的寻找病因。当然了，大部分人的唇炎症状都比较轻微，经过简单的防护与治疗后，都能够很快恢复。如果唇炎反复发作，伴有肿胀、瘙痒、灼痛等不适，则需要寻找专业医生的诊治。

　　由于唇部皮肤的特殊性，褚老在治疗唇炎时，更喜欢通过内服的方法调理脾胃、调和气血以达到治疗唇炎的目的。褚老主张药食同源，中药多属于天然药物，很多药性平和、味甘淡而无苦涩，既可用来治病、又能作为唇炎患者的食疗佳品，如北沙参、白茅根、茯苓、土茯苓、白扁豆、生薏苡仁、百合、五指毛桃等。这些中药通过简单的辨证，搭配适当的食物即是一道食疗汤饮，如唇炎表现为红肿、渗出、瘙痒时，可以选择北沙参、茯苓、土茯苓、芡实、生薏苡仁搭配冬瓜；如唇炎表现为干燥、脱屑、干裂时，可以选择麦冬、北沙参、白茅根、山药、五指毛桃搭配银耳、雪梨等。